これだけは知っておきたい

ドンタドゥー
DON'T & DO
―してはいけないこと、すべきこと―

企画編集 帝京大学教授 松田 重三

株式会社 新興医学出版社

執筆者 (執筆順)

松田重三	帝京大学医学部内科
池田弘人	帝京大学医学部救命救急センター
坂本哲也	帝京大学医学部救命救急センター
後藤守孝	帝京大学医学部内科
川杉和夫	帝京大学医学部内科
石田一雄	聖マリアンナ医科大学呼吸器・感染症内科
中川武正	聖マリアンナ医科大学呼吸器・感染症内科
杉原徳彦	杏林大学医学部第一内科
後藤 元	杏林大学医学部第一内科
富田泰史	弘前大学医学部臨床検査医学
保嶋 実	弘前大学医学部臨床検査医学
坂田芳人	東海大学医学部内科
山本貴嗣	帝京大学医学部内科
久山 泰	帝京大学医学部内科
吉村 昇	防衛医科大学校第二内科
三浦総一郎	防衛医科大学校第二内科
桑山 肇	獨協医科大学越谷病院消化器内科
相磯光彦	帝京大学医学部内科
滝川 一	帝京大学医学部内科
高森頼雪	帝京大学医学部内科
永山亮造	帝京大学医学部内科
草場哲郎	聖マリアンナ医科大学腎臓高血圧内科
木村健二郎	聖マリアンナ医科大学腎臓高血圧内科
窪島真吾	聖マリアンナ医科大学腎臓高血圧内科
白井小百合	聖マリアンナ医科大学腎臓高血圧内科
森 秀生	順天堂大学医学部脳神経内科

永山　寛	日本医科大学第二内科
片山泰朗	日本医科大学第二内科
川口祥子	東京慈恵会医科大学神経内科
北川和子	金沢医科大学眼科
下村嘉一	近畿大学医学部眼科
八尾和雄	北里大学医学部耳鼻咽喉科
横堀　学	北里大学医学部耳鼻咽喉科
佐野　肇	北里大学医学部耳鼻咽喉科
佐藤宏昭	岩手医科大学耳鼻咽喉科
土田哲也	埼玉医科大学皮膚科
佐藤一成	秋田大学医学部泌尿器科
武者芳朗	東邦大学医学部第二整形外科
水谷一裕	東邦大学医学部第二整形外科
千島史尚	日本大学医学部産婦人科
山本樹生	日本大学医学部産婦人科

はじめに

　大分昔のことになるが、月刊総合医学雑誌「モダンフィジシャン」の新企画プランを、出版元である新興医学出版社の服部秀夫社長から受けたことがある。
　研修医だけではなく、開業医など第一線でプライマリケアを実践している医師に役立つ、肩の凝らない記事を連載したらどうか、と提案したところ、「同じような企画の提案を、他大学の複数の先生からもいただいた。早速企画してみる。」との決断で連載が始まったのが、"Do & Don't"である。
　幸いにしてこの企画は多くの読者の好評を得て、長期連載され、それらの記事をまとめて、2回書籍化された。これも時宜を得た出版であったらしく、予想外の版を重ねた。
　しかし良書といえども、その内容が医学の進歩には十分に対応することが困難な状態となり、著者も新たに書き下ろしでまとめたものが本書である。
　書名は「すべきこと、してはならないこと」と、前書とは変わりはないが、項目立てを変え、up to dateの内容で、かつ必要十分な量にポイントを簡潔にまとめていただいたので、さらに素晴らしいプライマリケアに役立つ内容になっていると自負している。
　第一線で活躍されている医師の方々のみならず、研修医、さらには医師国家試験の準備をしている医学部の学生にも理解出来、国試合格に資する内容になるよう心掛けた。もちろんそうだからといって、レベルダウンはしておらず、記述内容は教科書のレベルを遙かに超え、専門家にも満足していただける内容であることは、ご一読いただければ一目瞭然であろう。
　英語の副題も前書と同様にするつもりであったが、たまたま来日した知己の医師との雑談で、"Do & Don't"は和製英語的である。「すべきこと、してはいけないこと」を適切に表現する英語は"Don't & Do"である、との指摘を受け、本書では「ドンタドウー」になった。浅学な己を恥じ入った次第である。大変語呂が良く、確かに本書の内容が充分伝わる表題になったと痛感する。
　しいていえば、編者の編集方針が著者に充分伝わらず、数項目で他の記述と不揃いになったことが気になるが、記述内容はそれを補ってまだ有り余ると了解している。
　本書が先生方の日常臨床で少しでもお役にたつようであるなら、編集者として望外の喜びである。さらに、先生方の支持を得て版を重ねることが出来たならば、項目立てやその内容を順次改訂し、医学の進歩に取り残されないよう鋭意努力する所存である。
　最後に本書の編集にお世話になった新興医学出版社　林　峰子氏に深謝する。

平成16年申年に

編集者　松田　重三

目　次

【症状別 DON'T & DO】

Ⅰ 全身症状
1. 発熱 ……………………………………………………2
2. ショック ………………………………………………4
3. 脱水 ……………………………………………………6
4. 熱中症 …………………………………………………8
5. リンパ節腫大 …………………………………………10
6. 全身倦怠感 ……………………………………………12
7. 体重減少 ………………………………………………14

Ⅱ 呼吸器
1. 呼吸困難 ………………………………………………16
2. 咳嗽 ……………………………………………………18
3. 血痰・喀血 ……………………………………………20
4. 喘鳴 ……………………………………………………22

Ⅲ 循環器
1. チアノーゼ ……………………………………………24
2. 動悸 ……………………………………………………26
3. 胸痛 ……………………………………………………28
4. 頻脈 ……………………………………………………30
5. 徐脈 ……………………………………………………32
6. 不整脈 …………………………………………………34
7. 血圧上昇 ………………………………………………36
8. 血圧低下 ………………………………………………38

Ⅳ 消化器
1. 悪心・嘔吐 ……………………………………………40
2. 胸やけ・げっぷ ………………………………………42
3. しゃっくり ……………………………………………44
4. 吐血・下血 ……………………………………………46
5. 上腹部痛 ………………………………………………48

6. 下腹部痛 …………………………………50
　　7. 鼓腸 ……………………………………52
　　8. 便秘 ……………………………………54
　　9. 下痢 ……………………………………56
　10. 血便 ……………………………………58

Ⅴ 肝　臓
　　1. 黄疸 ……………………………………60
　　2. 腹水 ……………………………………62
　　3. 急性アルコール中毒 …………………64

Ⅵ 腎　臓
　　1. 浮腫 ……………………………………66
　　2. 血尿 ……………………………………68
　　3. 蛋白尿 …………………………………70

Ⅶ 神　経
　　1. 意識障害 ………………………………74
　　2. 失神 ……………………………………76
　　3. 痙攣 ……………………………………78
　　4. 頭痛 ……………………………………80
　　5. めまい …………………………………82
　　6. 興奮・錯乱 ……………………………84
　　7. 四肢のしびれ …………………………86
　　8. 感覚障害 ………………………………88
　　9. 尿失禁 …………………………………92
　10. 不眠 ……………………………………94

Ⅷ 眼　科
　　1. 眼痛 ……………………………………96
　　2. 目脂 ……………………………………98
　　3. 眼の充血 ………………………………100
　　4. 視力障害 ………………………………102
　　5. 飛蚊症 …………………………………104
　　6. 複視 ……………………………………106

Ⅸ 耳鼻科

1. 鼻出血 ……………………………………… 108
2. 誤飲 ………………………………………… 110
3. 耳鳴 ………………………………………… 112
4. 聴力障害 …………………………………… 114
5. 嗄声 ………………………………………… 116
6. 咽頭痛・嚥下痛 …………………………… 118

Ⅹ 皮膚科

1. 熱傷 ………………………………………… 120
2. 蕁麻疹 ……………………………………… 122
3. その他の皮疹 ……………………………… 124
4. 瘙痒 ………………………………………… 126

Ⅺ 血液

1. 出血傾向 …………………………………… 128

Ⅻ 泌尿器

1. 排尿痛 ……………………………………… 130
2. 排尿困難 …………………………………… 132
3. 頻尿・多尿 ………………………………… 134

ⅩⅢ 整形外科

1. 腰痛 ………………………………………… 136
2. 筋肉痛 ……………………………………… 138
3. 関節痛・関節腫脹 ………………………… 140

ⅩⅣ 産婦人科

1. 性器出血 …………………………………… 142
2. 月経痛 ……………………………………… 144

3

これだけは知っておきたい

ドンタドゥー
DON'T & DO
―してはいけないこと、すべきこと―

発　熱

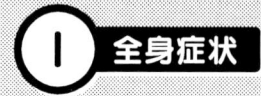

帝京大学医学部内科　松田　重三

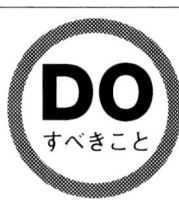

❶ 発熱以外の訴えをまず聞く
❷ バイタルサインをチェックする
❸ 診察をおろそかにしない
❹ 既往歴を把握する
❺ 迅速検査を実施する

❶ 発熱以外の訴えをまず聞く

　発熱以外にどのような症状があるかを問診することは、発熱の原因を推察し、他の原因を除外診断するうえで非常に有用である。
　悪寒戦慄がみられたら敗血症を、咳、痰、あるいは呼吸困難があれば肺炎をはじめとする呼吸器疾患が、腹痛や季肋部痛があれば腸管の炎症性疾患や肝、胆、膵疾患が、また左右の腰背部痛、叩打痛があれば腎尿路感染症が疑える。顔面や四肢の紅斑、関節炎、関節痛、毛嚢炎、口腔内アフターなどは膠原病を示唆する所見である。母趾基節関節（第一中足趾節関節）の腫脹ならば痛風である。甲状腺腫があれば甲状腺機能亢進症の可能性もあろう。直腸診で前立腺炎が発見されることもある。このように熱だけに目を奪われてはならない。

❷ バイタルサインをチェックする

　発熱が直接原因となって、あるいは発熱の原因疾患の一症状としての脱水やショックの有無を確認する。
　皮膚の湿潤状態、呼吸状態、脈拍数、血圧をチェックし、状態に応じて静脈の確保、酸素マスクの装着などを考慮する。

❸ 診察をおろそかにしない

　●さらなる問診
　いわゆる健康食品を含めた服薬の既往（薬剤性）、食事の種類や発熱までの時間[中華料理など高脂肪食を食べたあとは胆石発作や急性膵炎を疑い、食中毒は24時間以内、急性出血性腸炎（O157感染）は牛肉を食してから2-3日後、A型急性肝炎は生ガキを食してから1-2週間後など]の聴取により診断上有用な情報が得られる。インフルエンザの流行情報も有用である。温泉旅行や24時間風呂使用の有無（レジオネラ肺炎）、インコなどのペット飼育や動物園への行楽歴（クラミジア感染症）、あるいは海外旅行、とりわけ中国、香港、東南アジアやアフリカなどへの旅の有無（SARSや西ナイル熱などの新興感染）も聞いておきたい。

　●身体チェック
　体温や主訴だけに頼って局所だけの診察に終わらせずに、聴診、触診を中心に全身を必ず診察すること。
　羞恥心を与えないよう留意しながら、できるだけ衣服をとって診察すれば、背部の発赤、腫脹や、皮疹や帯状疱疹、あるいは患者自身が言い忘れていた手術の既往（手術痕）などを見逃さずにすむ。
　また迅速な対応が必要な髄膜炎や脳炎は常に念頭においておくべき疾患で、これを鑑別するため患者の明確な意識状態の低下が見られなくとも、髄膜刺激症状の有無を確認しなくてはならない。

❹ 既往歴を把握する

　既往歴はもとより現在治療中の疾患まで聞き漏らさないこと。
　日和見感染をもたらしやすい糖尿病や、腎

透析、副腎皮質ステロイドや免疫抑制薬、抗悪性腫瘍薬服用の有無、齲歯の有無、あるいは最近の抜歯の既往などを聞く。

❺ 迅速検査を実施する

白血球数とCRP（あるいはSSA）検査は迅速検査で最低限実施し、炎症の程度と、感染症であったら細菌性かウイルス性かをある程度鑑別しておく。ただし無顆粒球症や重篤な感染症で、むしろ白血球数が低下していることもありうるので、解釈には注意したい。可能であれば、赤血球、血小板数、肝機能検査、アミラーゼ、尿一般検査などを実施したい。

主訴や診察結果から臨機応変に判断し、胸・腹部X線検査やエコー検査、髄液検査などを実施して、診断の補助とする。

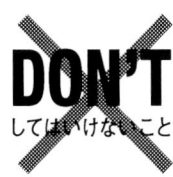

❶ すぐ解熱薬、抗菌薬を投与する
❷ 高齢者、衰弱者などの患者を青壮年と同列に扱う
❸ すぐ不明熱（FUO）にしてしまう

❶ すぐ解熱薬、抗菌薬を投与する

発熱患者にすぐさま非ステロイド性抗炎症薬（NSAID）あるいは抗菌薬を投与すると、病態が修飾され的確な診断を下すうえで、しばしば障害となるので、患者の状態を判断したうえで、氷嚢などを腋窩や鼠径部などにあてクーリング・ダウンを図るとよい。

超高体温（41℃以上）時には、身体の体温調節中枢が障害を受けるので、さらに体温が上昇し循環器系、呼吸器系、神経系など全身に不可逆的な悪影響をおよぼす。このような場合は急速に解熱させる必要があり、アルコールで湿らしたバスタオルなどを身体にかぶせ、NSAID（座薬）を投与し、解熱を図る。

感染症が強く疑われ、抗菌薬を投与せざるを得ない場合は、細菌学的および抗体検査用の検体を薬剤投与前に採取しておく。

❷ 高齢者、衰弱者などの患者を青壮年と同列に扱う

発熱の程度は、年齢、患者の状態により大きく影響される。青壮年では高熱を発する疾患であっても、高齢者や衰弱した患者では身体の反応が弱く微熱-中等度熱にとどまることがある。また一方では、青壮年では耐えられる高熱であっても、高齢者や衰弱者では、意識障害や循環障害、ショックをもたらすこともまれではない。これらの事実を把握しないで診療にあたると、誤診を招き、また致命的な結果を招く。

また高齢者にむやみに解熱目的にNSAID、特に座薬を投与すると、血圧低下などのショックをきたすことがあるので、十分注意する。

❸ 全て不明熱（FUO）にしてしまう

発熱には、必ずその原因がある。計画的に検査を進め、発熱の原因の究明に努める。

その他注意したいこと

1. 熱型の観察も重要で、稽留熱（腸チフス）、弛張熱（敗血症、化膿性炎症）、回帰熱（マラリア、ホジキン病、ブルセラ症）などを疑う根拠になる。発熱に比較して脈拍の増加がみられない場合（比較的徐脈）、腸チフス、レジオネラ症、ライム病、詐病などの可能性がある。

ショック

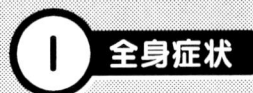

帝京大学医学部救命救急センター　池田　弘人　坂本　哲也

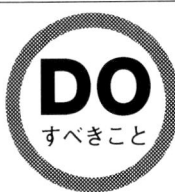

すべきこと

❶ バイタルサインをチェックする
❷ 臨床症状、理学的所見に注目する
❸ 初期治療をすばやく開始する
❹ 自覚症状、基礎疾患、既往歴をチェックする
❺ 検査を施行する

❶ バイタルサインをチェックする

　意識レベル、脈拍、呼吸数、血圧、体温を経時的にこまめにチェックすることで急激な増悪、著しい不安定性などの病態の変化をいち早く察知し、ショックの病態を判別する。最近Hollenbergらにより新たに提唱された分類では、ショックを循環3要素の循環血液量、血管抵抗、心拍出量のいずれの因子による障害かにより分けている。それによれば、ショックは、(感染性、アナフィラキシー、神経原性などの)**血管分布異常性**、(出血性などの)**循環血液量減少性**、(心筋梗塞、不整脈などの)**心原性**、(心タンポナーデ、緊張性気胸、肺塞栓などの)**心外閉塞・拘束性**の4つに大別される。

❷ 臨床症状、理学的所見に注目する

　ショックの診断は単に血圧が低下しているということではない。ショックとは、なんらかの原因による急激な末梢循環不全により、組織が必要としている酸素や栄養を十分に供給できず、各種臓器や組織における正常な細胞機能を維持できない状態である。具体的には収縮期血圧90mmHg以下、平時より60mmHg以上の収縮期血圧低下、不穏、意識障害、頻脈(100/分以上)、皮膚湿潤・蒼白・冷汗、爪床圧迫後の毛細血管充満時間遅延(圧迫解除後2秒以上)、乏尿などが臨床症状や理学的所見として挙げられる。ただし、敗血症やアナフィラキシーによる血管抵抗低下型ショックでは血圧は低下するが皮膚は温かい。

❸ 初期治療をすばやく開始する

　気道については声が出るか否か、あるいは呼吸音から確認し、気道確保が必要であれば積極的におこなう。呼吸状態を観察し、酸素を投与し、サチュレーションモニターを装着し酸素飽和度をモニターする。迅速に静脈路確保し、循環状態を脈拍、血圧、四肢冷汗、爪床圧迫後の毛細血管充満時間などから判断し、ショックの病態に応じた輸液をおこなう。たとえば外傷による出血性ショックでは大量輸液が必要であるため、肘窩部などで太い静脈路を2本以上確保し、1Lから1.5Lの開始液を急速に輸液する。

❹ 自覚症状、基礎疾患、既往歴をチェックする

　自覚症状、基礎疾患、既往歴は非常に重要であるため、患者本人あるいは家人から詳しく聴取すべきである。たとえば、胸痛呼吸苦の訴えがあって、狭心症の既往がある場合などは急性冠症候群による心原性ショックを考え、治療法を選択すべきであるし、聴取内容からそのほかの危険因子があるか、ショックにより起こりうる臓器障害があるかを判断し予測することは治療方法に大きく影響する。

❺ 検査を施行する

　一般的な血液生化学・尿検査に加え、心筋虚血の有無を調べるためにはトロポニンTあるいはH-FABPの定性定量、敗血症を疑った場合は血液培養、血中エンドトキシン値、血

液凝固系などを検査する。さらに心電図、心エコー、腹部エコー、胸部X線などはショックの診断分類の基本的な検査としておこなうべきである。バイタルサインが不安定であったり、Forrester分類をおこなう、あるいは集中的循環管理が必要であればSwan-Ganzカテーテルを挿入し、循環動態モニタリングをおこなう。

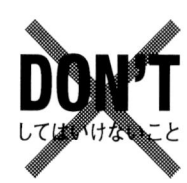

❶ 昇圧薬を筋注する、内服させる
❷ CT検査をする
❸ 初期治療せずに他院に転送する
❹ 直ちに回避できるショックを見逃す

❶ 昇圧薬を筋注する、内服させる

ショックの病態を十分把握せぬまま昇圧薬を投与すれば、末梢循環不全が増悪する危険性が高い。ましてやショックの程度によっては筋注や内服では有効に吸収されない危険性があり、その薬物効果すら期待できない。アナフィラキシーショックに対しても、初期治療の第1選択薬としてエピネフリン皮下注（成人0.3ml、小児0.01ml/kg）が選択されるが、深ショックに陥ってしまった状態では静脈内投与が必要である。

❷ CT検査をする

ショック状態でCT検査を施行することは、きわめて危険である。CT検査中に急変する危険性が高く、十分に呼吸循環動態を安定させてからおこなうべきである。特に外傷出血性ショック時に十分な輸液をおこなわないままCT検査を施行することに関しては「CTは死のトンネル」といって厳しく戒めている。

❸ 初期治療せずに他院に転送する

ショック治療は十分な監視装置を備える集中治療室でおこなうべきであるが、その設備を有する他院に転送する場合、あらかじめバイタルサインの変動を監視するに十分なモニターを装着し呼吸循環初期治療を開始しながら転送すべきである。

❹ 直ちに回避できるショックを見逃す

緊張性気胸は呼吸困難、外頸静脈怒張、肺野の聴診・打診により診断でき、脱気することにより回復させることができる。また、心タンポナーデは低血圧、奇脈、外頸静脈怒張、心エコーによる心囊液の貯溜の確認により診断でき、心囊穿刺により回復させることができる。これらは常に念頭におき、治療手技についても修得しておくべきである。

脱　水

帝京大学医学部救命救急センター　池田　弘人　坂本　哲也

I 全身症状

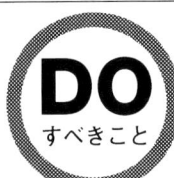

DO すべきこと
1. バイタルサインをチェックする
2. 十分に診察せよ
3. 基礎疾患、既往歴をチェックする
4. 検査を施行する

❶ バイタルサインをチェックする

脱水が直接の原因となって、あるいは原因疾患の一症状としてバイタルサインに変動を与えているか否かをチェックせよ。もし、バイタルサインに急激な変化が起きていれば、厳重な呼吸循環管理が必要になり、初期治療を直ちに始めなければならない。

❷ 十分に診察せよ

バイタルサインに加え、皮膚の乾燥状態、痙攣、口渇、めまい、下痢、嘔吐、発汗の有無をチェックし、さらに身体各部の診察を丹念におこない、脱水の原因を探ることが必要である。

脱水は、高張性、等張性、低張性に分けられる。高張性脱水は難治性の下痢などの水分吸収障害が原因となり、口渇、皮膚乾燥、乏尿、血清浸透圧上昇、血清Na値高値、尿中Na値高値、尿比重高値などがみられる。等張性脱水は胃液や腸液などの等張液を喪失する持続性の嘔吐が原因でおこり、口渇、めまい、嘔吐、皮膚緊張低下、血圧低下、乏尿、血液Ht高値、尿中Na値低値、尿比重高値などがみられる。低張性脱水は、高温環境下での発汗脱水後水分のみ補給すると呈することがあり、嘔吐やめまい、痙攣をおこし、血圧低下、血清浸透圧低下、血清Na値低値、尿中Na値低値、尿比重低値などがみられる。

	高張性（水喪失性）脱水	等張性脱水	低張性（ナトリウム喪失性）脱水
病因	下痢、水分吸収障害	持続性嘔吐、循環血漿量減少性ショック	代謝性、水分のみ補給
口渇	著明	著明	あり〜なし
めまい	なし	あり	著明
倦怠感	あり	なし〜あり	著明
悪心・嘔吐	なし	著明	著明
けいれん	なし	なし	あり
皮膚	乾燥著明、緊張正常	緊張低下	緊張低下
血圧	正常	低下	低下
血清浸透圧	上昇	正常	低下
ヘマトクリット	上昇	上昇	正常
血清ナトリウム	上昇	正常	低下
尿量	乏尿	乏尿	減少〜正常
尿比重	上昇	上昇	低下
尿中ナトリウム	上昇	低下	低下

症状によって、分類できる部分も大きい。

❸ 基礎疾患、既往歴をチェックする

脱水症は多くの場合、基礎疾患が存在し、その病状に大きな影響を受けている。よって、ていねいにチェックする必要がある。具体的には、下垂体ホルモン異常などの内分泌、糖尿病などの代謝性疾患、腎疾患、脳器質的疾患、消化管疾患、栄養障害、ビタミン欠乏症などが挙げられる。

❹ 検査を施行する

各種検査により脱水症の分類を進める。具体的には、血算、特にHt値、尿比重、尿中Na値、血清Na濃度、血清浸透圧、さらには身長、体重などが挙げられる。

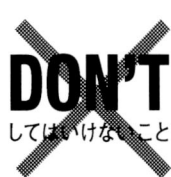

❶ 高齢者を青壮年と同等に扱う
❷ 大量に飲水させる

---

❶ 高齢者を青壮年と同等に扱う

高齢者の脱水は、基礎疾患や精神状態などの要因について十分に認識しなければならず、青壮年と同等に扱うべきではない。たとえば、腎尿路系疾患があり夜間頻尿傾向にある場合、寝る前に水分を取ることを極端に嫌がる傾向にあり、さらに「エアコンが嫌い」、「睡眠導入薬を常用している」などの要因が重なると容易に脱水症状を繰り返すことになる。

❷ 大量に飲水させる

脱水症は原疾患の病態によって、治療法が大きく変わってくる。よって、十分に病態を把握せずに、水分のみを補充させようとすることは危険であり、多くの場合無効である。

熱中症

帝京大学医学部救命救急センター　池田　弘人　坂本　哲也

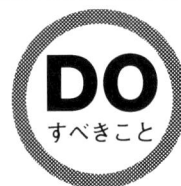

DO　すべきこと

1. まず、常温涼しいところに移動させ衣服をゆるめる
2. 冷却する
3. 熱射病かどうかチェックする
4. 診断分類する
5. 適切な水分を補給あるいは投与する

❶ まず、常温涼しいところに移動させ衣服をゆるめる

熱中症はいわゆる環境異常による障害である。炎天下の屋外や高温多湿下の屋内での労働やスポーツはもとより、温泉浴場やサウナ内での長時間滞在で起こることもあり、まず発症者をその環境から移動させ、過ごしやすい条件下におくようにすべきである。

❷ 冷却する

体温を即時に計測できればいいが、そうでなくても体表温度が高く感じられ、ほてり、著しい発汗がみられたら、風を送る、濡れたタオルを身体に当てる、空調の完備した場所で冷風に当てるなどの対策をおこなう。

深部体温で41℃以上の異常高体温では、体温調節中枢が破綻しており急速に冷却する必要がある。その場合、アルコールで湿らせたバスタオルを身体にかける、冷水による胃洗浄や胸腔洗浄ドレナージをおこなう、持続的血液濾過透析（CHDF）を導入する、などの方法をとる。

❸ 熱射病かどうかチェックする

熱射病は重症であり、予後不良である。意識障害・痙攣・深部体温で、41℃以上の異常高体温などの症状を呈し、急激に呼吸循環不全、多臓器不全へと進行する。よって、一刻も早く体温を下げ、集中治療を開始する必要がある。もし、転送が必要であれば、その前に気道確保、静脈路確保、輸液などの初期治療を開始する必要がある。

❹ 診断分類する

熱中症では、軽症である熱痙攣から、重症の熱射病まであり、その診断によって、治療方針が異なる。用語が混同されている部分もあり、近年再検討されている。分類例を以下に示す。

①軽症（熱痙攣、熱失神）

症状は、四肢や腹筋の痛み、こむら返り、数秒程度の立ちくらみ。大量発汗による水分塩分の喪失および一過性の脳血流減少によるもので、治療は、涼しいところで寝かせ、衣服をゆるめ、スポーツドリンクや0.9％塩水を飲ませることである。

②中等症（熱疲労）

症状はめまい、疲労感、頭痛、吐き気、嘔吐、下痢、体温上昇など。脱水によるもので、治療は、身体の積極的冷却、飲水できない場合は輸液療法である。

③重症（熱射病）

症状は、応答不良、おかしな言動、意識障害、痙攣、過呼吸、ショック、深部体温で39℃以上の高体温など。極端な脱水、異常高体温により体温調節中枢が破綻しており、呼吸循環不全、多臓器不全へと進行するため予後不良である。治療は身体の急速冷却と集中治療である。

❺ 適切な水分を補給あるいは投与する

診断により、それぞれに適した方法で適切

な組成の水分を補給する。たとえば、軽症例ではスポーツドリンクや0.9％塩水を飲ませることで水分と塩分の補給をおこない、中等症では飲水できれば上記と同様のものを飲ませ、吐いてしまう場合は電解質輸液による脱水補正をおこなう。重症例は集中的呼吸循環管理のもと輸液療法をおこなう。

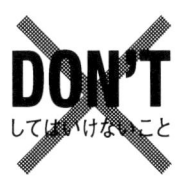

❶ 解熱薬を投与する
❷ 小児や高齢者を軽症とみなす
❸ 熱失神と熱射病の脳機能障害を混同する
❹ 熱中症を頭部外傷と診断する

❶ 解熱薬を投与する

体温の上昇は脱水という病態の結果でありこれを認識せずに解熱させようとするのはきわめて危険なことである。

❷ 小児や高齢者を軽症とみなす

小児や高齢者は熱中症になりやすく、なった場合に自覚症状をうまく表現できないために軽症とみなされがちであるから注意を要する。また、環境因子に加えなんらかの体調不良がきっかけとなることも多く、感染症や、基礎疾患の悪化などの要因について慎重に調べをすすめるべきである。

❸ 熱失神と熱射病の脳機能障害を混同する

熱失神とは起立性のめまいや数秒間の意識消失で、ほかに神経症状を伴わず、明らかに失神とわかるもので、一方、熱射病の脳機能障害は1〜2分以上つづく意識障害だけでなく、幻覚・妄想を伴うせん妄状態、失行などの小脳症状、錐体外路症状や構音障害も含むものである。熱失神は対応が迅速であれば熱射病に移行させずに済むが、熱射病の脳機能障害を熱失神と誤ると危険である。

❹ 熱中症を頭部外傷と診断する

熱中症時に転倒して頭部外傷を合併することは多々あるが、熱中症の可能性を考慮しないで単なる頭部外傷と診断し、脳圧降下薬を投与したりすることは特に危険である。本人のみならず目撃者から受傷状況をよく聴取し熱中症の可能性について十分に吟味すべきである。

リンパ節腫脹

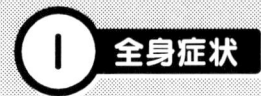

帝京大学医学部内科　松田　重三

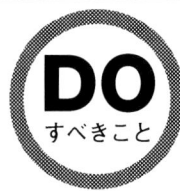

❶ まず本当にリンパ節腫脹であるか確認する
❷ 生活歴、社会歴の問診を忘れない
❸ さらにポイントを押さえた問診を続ける
❹ 腫大したリンパ節を丁寧に触診する
❺ ほかの臨床症状の有無を確認する

❶ まず本当にリンパ節腫脹であるか確認する

「リンパ腺が腫れている」と受診した患者を診察すると、それがリンパ節の腫脹ではなく、丘疹などの隆起する皮疹や、脂肪腫をはじめとするさまざまな腫瘤であることも少なくない。患者の訴えを鵜呑みにせず、本当にリンパ節腫であるか否かをまず確認することが肝要である。

❷ 生活歴、社会歴の問診を忘れない

ネコなどのペットを飼っていて、引っ掻かれた既往があったらBartonella henselae感染が原因のネコひっかき病によるリンパ節腫脹が疑える。特に子猫が原因となることが多い。インコ飼育による亜急性壊死性リンパ節炎などもあり、念のため一応はペット飼育歴は必ず聞く。この問診により、犬毛、ネコ毛や皮膚屑、ダニなどに対するアレルギーの発見にも役に立つことが多い。

発症頻度は少ないとはいえ、西日本、特に九州出身であれば成人T細胞性白血病を、また家族内発症がみられたら結核を疑うきっかけとなる。

❸ さらにポイントを押さえた問診を続ける

いつから出現したか、最初に出現した部位はどこか、単発性か、多発性か、発生カ所は1カ所か数カ所かを確認する。発熱の有無（化膿性リンパ節炎、壊死性リンパ節炎）、咽頭痛の有無[EBウイルス感染症（伝染性単核球症）]とともに、次第に大きくなっているか（悪性腫瘍、結核性リンパ節炎）、自然に痛むか、押すと痛むか（化膿性リンパ節炎、壊死性リンパ節炎）、飲酒で掻痒感や疼痛が増強しないか（Hodgkin病）、寝汗はかかないか（悪性リンパ腫、結核性リンパ節炎）などの、ポイントを押さえた問診により、リンパ節腫脹の原因がさらに明確になることもある。

❹ 腫大したリンパ節を丁寧に触診する

患者が「リンパ節が腫れている」と訴える部位のみならず、全身のリンパ節腫脹の有無を丁寧に診察して確認する。頸部（耳介後部→風疹）、左鎖骨上窩（Virchow転移→胃癌）、腋窩、鼠径部などのリンパ節も触診し、その大きさ、表面の形状、数、融合、圧痛の有無、自壊の有無（化膿性リンパ節炎、結核性リンパ節炎）などを確認する。念珠状リンパ節を触れたら、結核性のリンパ節腫大の可能性が大である。

❺ ほかの臨床症状の有無を確認する

発熱を伴っていたら、急性化膿性、亜急性壊死性、結核性リンパ節炎、伝染性単核球症、Hodgkin病（Pel-Ebstein熱）をまず頭に浮かべる。やせ、体重減少がみられるようなら、各種悪性腫瘍、悪性リンパ腫などの可能性を考える。発熱に皮疹を伴っていたらウイルス性（風疹、伝染性単核球症）の感染症を、また肝・脾腫が見られたら、伝染性単核球症、

悪性リンパ腫、白血病などを思い浮かべる。
　全身性エリテマトーデスやシェーグレン症候群をはじめ、膠原病によるリンパ節腫大があることも忘れてはならない。シェーグレン症候群では、耳下腺や顎下腺の腫脹がみられ、目や口腔の乾燥症状を伴うことが特徴であるので、これも問診で確認しておく。

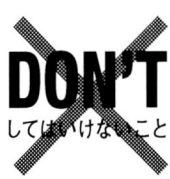
❶ すぐ切除して病理検査をする
❷ 副腎皮質ステロイドをすぐ投与する
❸ 抗菌薬を長期にわたって投与する

❶ すぐ切除して病理検査をする

　患者の現在の病状を把握し、入院治療が必要か否かをまず判断する。外来治療であれば、可能性のある疾患を想定しながら検査をすすめ、その間、非ステロイド性抗炎症薬（NSAID）、場合によっては抗菌薬を併用して数日間様子をみる。通常の検査で診断がつかず、NSAIDや抗菌薬で反応しないことを確認したうえで、確定診断のためリンパ節生検を実施するのが、生検を決定するまでの標準的な手順である。

❷ 副腎皮質ステロイドをすぐ投与する

　リンパ節腫脹の大半は、その腫大をもたらした原因を問わず、副腎皮質ステロイド投与で縮小することが多い。しかしリンパ節腫大が外見上小さくなったからといって、必ずしも原因疾患が治癒したことを意味しない。しかも、結核をはじめとする細菌感染症の悪化や、ほかに潜在している各種疾患の手がかりともなったはずのリンパ節の病的所見が副腎皮質ステロイド治療により修飾されてしまう。よって、せっかくのリンパ節生検が診断上無意味となることもありうるので、その症例に対し、副腎皮質ステロイド使用の適応が確認されない限り、投与しない。

❸ 抗菌薬を長期にわたって投与する

　一般的には、リンパ節腫大に対し診断的治療目的で抗菌薬を使用するが、3日ほど使用すればその有効性の有無がわかる。リンパ節の所見や臨床症状が改善しないならば、他の系統の抗菌薬に変更してさらに3日間様子をみたのち、中止し、リンパ節生検の必要性などを検討する。

その他注意したいこと

● 感冒様症状を契機に全身倦怠感、発熱を長期にわたり訴える慢性疲労症候群患者では、咽頭炎とともに腋窩などのリンパ節腫大が診断の根拠となる重要な所見である。

全身倦怠感

帝京大学医学部内科　後藤　守孝　松田　重三

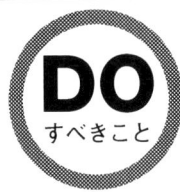

❶ 全身倦怠感以外の自覚症状や愁訴の持続期間を聴取する
❷ 倦怠感をもたらすほかの疾患を鑑別する
● 肝障害はないか　　●糖尿病などの内分泌・代謝性疾患ではないか
● 貧血はないか　　　●悪性腫瘍は存在しないか
● 低血圧はないか　　●最後にうつではないかと考える

❶ 全身倦怠感以外の自覚症状や愁訴の持続期間を聴取する

全身倦怠感や疲労感はあらゆる領域の疾患で頻度の高い症状で、とりわけ内科を受診をする患者の少なからずが程度の差はあれ疲労感を訴える傾向にある。

しかし、「疲労感」は、客観性に乏しく、不定愁訴的な要素のため蔑ろにされがちな症状の一つとも言えるが、ときに重大な疾患が存在することがあるので注意が必要である。

患者が全身倦怠感や疲労感を主訴に来院した場合は、ほかの随伴症状の有無はもとより、的確な病歴の把握や詳細な身体所見の観察は鑑別疾患を進めていくうえで重要である。

❷ 倦怠感をもたらすほかの疾患を鑑別する

●肝障害はないか

急性肝炎や活動性のある慢性肝疾患では持続的な倦怠感・虚脱感がみられる。貝類の生食をしなかったか、発展途上国への旅行歴(A型肝炎)、肝障害の家族歴、手術、入れ墨、輸血の既往(肝炎ウイルス感染)などの病歴の聴取をまずおこなう。さらに眼球結膜の黄染の有無(体質性黄疸や球状赤血球も忘れてはならない)、手掌紅斑、皮膚のクモ状血管腫、バチ状指や女性化乳房などの有無を診察する。これらは、進行した肝疾患の存在を強く示唆する所見である。リンパ節腫大や皮疹がみられたら、伝染性単核球症など、ウイルス感染による肝炎の可能性を示唆する。肝障害を疑わせる所見が得られたら、末梢血液検査やトランスアミナーゼ(AST、ALT, LDH)、TTTやZTTなどの膠質反応や、直接・間接ビリルビン値などのデータを確認したい。アルブミン値やコリンエステラーゼ値、総コレステロール値、プロトロンビン時間などの検査により肝障害の程度が評価可能となる。腹部超音波検査やCT検査などの画像検査によりこれらデータの妥当性を確認する。

●貧血はないか

貧血症では、動悸や息切れ・めまいといった自覚症状に加えて、眼瞼結膜や皮膚の蒼白などの身体所見が観察される。特に頻度の高い鉄欠乏性貧血は、若年層から比較的高年層までの女性で婦人科領域の、中～高年層の男性では消化管の出血性疾患の合併が疑われる。

このような症状がみられた場合は、末梢血液検査など迅速検査をおこない、疾患の鑑別をおこないたい。また肺結核や慢性関節リウマチなどの慢性炎症性疾患では貧血と同時に炎症症状が観察されることが多い。たとえば数日来の咳嗽や咽頭痛、発熱などを認める場合には急性上気道炎や咽頭炎を、数ヶ月間にわたる左右対称性の関節痛や関節の変形では慢性関節リウマチを疑う根拠となる。

一方数ヶ月にわたる体重減少や微熱などでは結核や悪性腫瘍、HIV感染症などを疑い、さらなる検査を勧めたい。

●低血圧はないか

全身倦怠感とともに「ひんけつ」を主訴に

来院した場合、病的な低血圧の存在が示唆される。特に起立時の低血圧の存在はShy-Drager症候群を疑う根拠となる。

● 糖尿病などの内分泌・代謝性疾患ではないか

内分泌・代謝性疾患においても全身倦怠感を訴えることが少なくない。口渇や多飲・多尿では糖尿病を、動悸、発汗過多や高血圧といった症状では甲状腺機能亢進症を疑う根拠となる。反応低下、無欲状態、顔がむくんだ感じ（指圧痕を残さない下肢の浮腫）、徐脈などは甲状腺機能低下症を疑う。

これらの症状がみられた場合、血糖値、HbA1cの測定や、甲状腺疾患の鑑別の目的でAST、LDH、CK、総コレステロール値（機能低下症ではこれらは高値）、心電図（機能低下症では低電位）などを測定し、併せてTSHやfreeT4、freeT3などのホルモン検査もおこない、鑑別を進めたい。

● 悪性腫瘍は存在しないか

悪性腫瘍では、全身倦怠感に加えて進行性の体重減少や食欲不振などがみられる。特に左鎖骨窩や全身にみられる硬いリンパ節の腫脹（胃癌のウイルヒョウ転移）や貧血、LDHなどの逸脱酵素の上昇は癌の存在を示唆する。

もっとも悪性腫瘍は、スクリーニング検査で異常を示さない場合が多く、疑いが強い場合には腹部超音波検査、CTスキャンやMRIなどの画像診断や腫瘍マーカーなどの検査を積極的におこなうことが望ましい。

末梢血液検査で幼弱細胞が見られ、白血病が疑われる場合は骨髄検査を、また悪性リンパ腫が疑われる場合はCTなどの画像診断とともにGaシンチグラムなどが必要である。

● 最後にうつではないかと考える

これらの検査でもまったく異常が認められない場合は、気分障害や抑鬱状態、神経症などの精神神経疾患や慢性疲労症候群、Q熱も考慮する必要がある。

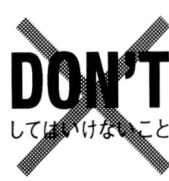

❶ はじめから「気のせいでしょう」、と決めつける
❷ 一度の検査で異常なし、と判定する

❶ はじめから「気のせいでしょう」、と決めつける

全身倦怠感はあらゆる領域の病態でみられ、また不定愁訴的な要素が強いため、蔑ろにされがちな症状の一つである。しかし、前述したとおり慢性肝疾患や貧血症、あるいはこれに伴う各種の炎症性疾患や低血圧、悪性腫瘍などが隠れている場合もしばしばあり、最初から鬱病、抑うつと診断してはならない。

すでに「Do」で前述した疾患を除外・鑑別診断したうえで、最後にうつ、あるいは気分障害を疑い、疑いはあるが、確診に至らない場合は、ためらわず心療内科あるいは精神科に紹介する。

❷ 一度の検査で異常なし、と判定する

諸検査の結果すべてが正常であった場合でも、症状が持続し、ほかの症状が新しく出現したときには、改めて病歴を聴取し、見逃しはないか診察したうえで、改めて検査しなおすことが大切である。

体重減少

帝京大学医学部内科　川杉　和夫

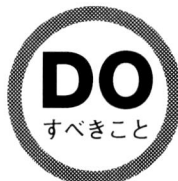

❶ 問診（家族歴、既往歴、現病歴）をしっかりする
❷ 診察をきちんとおこない、身体所見をしっかりとる
❸ 精神症状や精神的なストレスの有無にも注意を払う
❹ 薬剤服用の有無を確認する

❶ 問診（家族歴、既往歴、現病歴）をしっかりする

体重減少とは経時的な体重の変化（たとえば1ヶ月に何キロ減少したとか）を指しているが、何キロ減少したら異常であるかという明確な基準が決められているわけではない。しかし、一般的に1ヶ月5kg以上の体重減少が認められた場合には、何らかの原因疾患の存在が疑われる。

病態別に体重減少の原因を考えると表1のように分類できる。すなわち、①食事摂取量の減少、②栄養素の消化・吸収障害、③栄養素の代謝・利用障害、④エネルギー消費の増加（代謝の亢進）、⑤栄養素の喪失に大別される。しかし、表1のごとくその病態はさまざまであり、原因疾患も多岐にわたるため、問診や理学的所見がその原因を解明する最初の鍵となる場合が少なくない。

問診は、以下のような点について注意を払っておこなう。

① 食事摂取量の把握

体重減少時の食欲の有無や食事量を詳しく問診し、食欲と食事摂取量の変化を正確に把握する。

② 体重減少の時期と程度

体重減少の開始時期とその程度を問診し、体重減少が急激に起こったものか、あるいは徐々に生じたものかを区別する。

③ 随伴症状の有無

体重減少のほかに腹痛、悪心、嘔吐、胸やけなどの消化器症状があれば、まずは消化器疾患がその原因として疑われる。また、動悸、不整脈、発汗などが認められれば甲状腺機能亢進症、多飲、多尿、口渇があれば糖尿病が考えられる。

❷ 診察をきちんとおこない、身体所見をしっかりとる

異常な身体所見が診断の手がかりとなる場合も少なくないので、一般的な診察所見のほかに色素沈着、リンパ節の腫大、皮下脂肪の厚さ、筋肉の発達状態などにも注意して診察をおこなう。また症候性の体重減少の場合には、原疾患に起因する種々の随伴症状が認められるので、それを見逃さないことが重要である。たとえば、甲状腺機能亢進症に伴った体重減少では、甲状腺腫や眼球突出などの身体所見がみられる場合が多い。

❸ 精神症状や精神的なストレスの有無にも注意を払う

うつ病や神経性食思不振症などの精神神経疾患に伴って体重減少が認められる場合も多いので、精神症状の有無や精神的ストレスに伴ったうつ病などに充分注意を払って問診や診察をおこなう。

❹ 薬剤服用の有無を確認する

下剤や甲状腺ホルモン製剤の乱用、あるいは覚醒剤の使用などでも体重減少をきたすことがあるので、どのような薬剤をどのように服用（使用）しているかについても問診する

必要がある。また患者が勝手に薬局で薬を購入していたり、医師を転々として内服を続けていたりすることもあるので、注意して問診する。

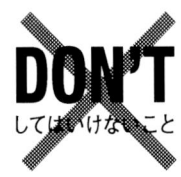
してはいけないこと

❶ すぐに経静脈栄養や経管栄養をする

❶ すぐに経静脈栄養や経管栄養をする

診断が確定していないのに体重減少に対してむやみに経静脈栄養や経管栄養をおこなうべきではない。これらの処置は原則的に診断が確定してからおこなうべきである。

その他注意したいこと

高齢者の場合、体重減少の原因が一つに限定されずに表1に示した病態がいくつか組合わさっておこることも少なくないので、注意する必要性がある。また同様に高齢者で、原因のはっきりしない体重減少をみたら悪性腫瘍を念頭において精査をおこなうことが重要である。

表1 体重減少の原因とおもな疾患

I 食事摂取量の減少
　1) 食物不足
　2) 摂食中枢の器質的障害：松果体腫瘍
　3) 精神的原因による食欲不振・拒食：過労、うつ病
　　　　　　　　精神分裂病、神経性食思不振症、不安感
　4) 全身性疾患による食欲不振：感染症、悪性腫瘍、
　　　　　　妊娠悪阻、尿毒症(腎不全)、心不全、
　　　　　　慢性閉塞性肺疾患、高K血症、高Ca血症
　5) 消化器疾患による食欲不振：胃炎、胃・十二指腸潰瘍、
　　　　　　肝炎、口腔疾患
　6) 通過障害：口腔疾患、食道癌、幽門狭窄
　7) 神経、筋疾患による咀嚼・嚥下障害：重症筋無力症、
　　　　球麻痺
　8) 中毒：アルコール中毒、麻薬中毒、ビタミンD中毒

II 栄養素の消化・吸収障害
　1) 消化液分泌障害：胃・腸切除、膵炎、膵癌
　2) 消化管の炎症および運動亢進：Crohn病、潰瘍性大
　　　　腸炎、赤痢、カルチノイド、WDHA症候群
　3) 消化管の吸収面積の減少：腸管切除、腸管短絡術
　4) 吸収機能の障害：吸収不全症候群

III 栄養素の代謝・利用障害
　1) ホルモン作用の低下：糖尿病、Addison病、下垂体機
　　　　能低下症
　2) 肝機能の低下：肝硬変、慢性肝炎
　3) 先天性代謝異常：ガラクトース血症、シスチン血症

IV エネルギー消費の増加(代謝の亢進)
　1) 発熱：感染症
　2) 悪性腫瘍：癌、白血病
　3) ホルモンの分泌過剰：甲状腺機能亢進症、褐色細胞腫
　4) 薬剤：やせ薬、アンフェタミン

V 栄養素の喪失
　1) 漏出液・浸出液の喪失：熱傷、手術、腹水穿刺
　2) 失血：外傷、手術
　3) 尿への異常排泄(尿細管異常)：Fanconi症候群
　4) 腸管寄生虫：条虫

呼吸困難

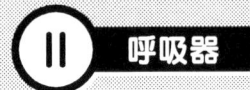

聖マリアンナ医科大学呼吸器・感染症内科　石田　一雄　中川　武正

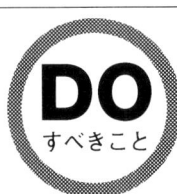

❶ バイタルサインのチェック
❷ 詳細な問診をとる
❸ 診察所見を正確にとる
❹ 動脈血血液ガス分析を実施する
❺ 迅速検査を実施する
❻ 常用薬の有無をきく

呼吸困難とは、自覚症状の一つであり、呼吸運動が不快な努力を伴って意識される場合をいう。健常人でも激しい運動後に呼吸困難がみられ、呼吸困難が特定の疾患と結びつくわけではないが、主に呼吸器系、循環器系疾患の主要症状として現れる。

❶ バイタルサインのチェック

呼吸困難を訴える患者が来院した場合、場合によっては大至急ライフサポートが必要な疾患（例：緊張性気胸、急性心筋梗塞など）の場合がある。このため、まず最初にバイタルサインをチェックする。

❷ 詳細な問診をとる

● 呼吸困難の程度、急に生じたのか、ゆっくり進行しているのか、1日のうちいつ発生したのか、運動に関係あるか、初発なのか繰り返しなのかを確認する

呼吸困難の程度がどの程度であるのかを把握することは基本事項である。基本的に、急性に生じた呼吸困難は、自覚症状が強く発現し、慢性に生じている場合には自覚症状が軽い場合が多い。発症が、突然生じたのか、慢性にゆっくり生じてきたのかを確認することで、原因疾患をある程度推定できる。

1日のうち夜間や早朝に生じる呼吸困難は喘息を疑わせる。深夜呼吸困難で覚醒し起坐呼吸を呈する疾患は、心不全ないしは喘息発作である。安静時には呼吸困難を感じず、労作時に呼吸困難が激しくなる場合は、肺気腫、間質性肺炎などの慢性肺疾患や慢性心不全が考えられる。

また、呼吸困難が初発であるのか、繰り返し生じては回復しているのか（気管支喘息、月経随伴性気胸、肺塞栓症、過剰換気症候群など）を確認することは診断をおこなう場合大きな助けとなる。

● 呼吸困難以外の症状を確認する

患者は初診時、呼吸困難に気を取られ他の自覚症状を訴えない場合がある。このため、必ず医療者側から呼吸困難以外の症状を尋ねる必要がある。特に発熱の有無（感染症など）、胸痛（虚血性心疾患、気胸など）の有無、咳・喀痰の有無などは確実に聴取すること。

● 既往歴、生活歴、家族歴を把握する

患者の既往歴に気管支喘息、慢性肺気腫などの呼吸器疾患、狭心症、高血圧症などの循環器疾患、慢性腎不全などの腎疾患がある場合には、これらの疾患の急性増悪の可能性を常に考慮する必要がある。また、生活歴上、重喫煙者は、呼吸器系、循環器系疾患の潜在が疑われる。このほか、炭坑で働いていた、金属精錬工場で働いていた、最近引っ越して住居が変わった、常用している薬があるなどは、重要な診断の手がかりとなる。家族歴上、遺伝性疾患やアトピー性疾患の存在を見落とすと診断が遅れることになる。

❸ 診察所見を正確にとる

呼吸困難に限らず診察所見を確実に取ることは診断への近道である。

呼吸困難の場合、まずチアノーゼはあるか、頻脈か否か、吸気性呼吸困難であれば頸部ストライダーの有無、呼気性呼吸困難であれば肺野にウィージングを聞くか、心雑音の有無、過剰心音の有無や頸静脈拍動の有無、浮腫の有無などは症状の原因臓器の特定に役立つ。

❹ 動脈血血液ガス分析を実施する

呼吸困難がある場合、血液ガス分析は必須の検査である。近年サチュレーションモニターの普及に伴い侵襲的な経皮的動脈採血が回避されがちであるが、特に初診患者の場合には動脈血中の炭酸ガス分圧、pH、重炭酸イオン濃度などが診断に役立つ場合が多い。

また、過剰換気症候群の患者の場合に、実際に動脈血中の酸素分圧、炭酸ガス分圧を示すことで患者の理解が得やすいことなど、動脈血血液ガス分析にはメリットが多い。上記の理由により初診の場合には必ず動脈血血液ガス分析をおこなうことを推奨する。

❺ 迅速検査を実施する

炎症反応（白血球数、CRP、赤沈など）の有無、CPKやトランスアミナーゼ、FDPなどの迅速におこなえる血液、生化学的検査はできる範囲で施行し最低限感染症か否かの鑑別は必要である。特に呼吸器系、循環器系疾患では、胸部X線写真・心電図からの情報量は多く、必須の検査である。循環器疾患の場合、必要に応じ心エコー検査を加えると診断に大きく役立つ。

❻ 常用薬の有無をきく

薬剤の中には、喘息を誘発したり（アスピリンなど）、肺線維症を誘発する（抗ガン薬、一部の抗リウマチ薬など）ものがある。これらを常用していないか確認すること。

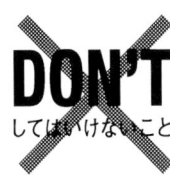

- ❶ 無条件に高濃度酸素を開始する
- ❷ サチュレーション値を100%信じる
- ❸ 患者の主訴を無条件に信じる

❶ 無条件に高濃度酸素を開始する

患者の訴えに応じ、無条件に高濃度酸素を投与するのは避けねばならない。特に、今まで健康と信じて生活してきた重喫煙の老齢者は、肺気腫が潜在しこれに呼吸器感染症を合併し慢性閉塞性肺疾患の急性増悪という形で来院する場合があり、このような症例に高濃度酸素を投与すると症例によっては二酸化炭素ナルコーシスを発症する場合がある。このような病態では、まず、1ℓ/分程度の低容量酸素の投与から開始し、血液ガス分析を早急におこなった後、流量を再設定する。

❷ サチュレーション値を100%信じる

非侵襲的光学測定により動脈血中の酸素飽和度を測定できるサチュレーションモニターが臨床に普及している。患者に苦痛を与えず、数秒程度で酸素飽和度が測定できるが、血流が不十分である場合は正確な値が示されない場合がある。一例として過剰な交感神経興奮状態である過剰換気症候群の場合、末梢循環不全が生じている場合があり、サチュレーション値のみでは正確な診断がつかないことがある。

また、動脈硬化性閉塞症の場合にも同様のことが生じるので臨床徴候とサチュレーション値が解離していると考えた場合必ず動脈血血ガス分析をおこなう必要がある。

❸ 患者の主訴を無条件に信じる

患者は、呼吸困難を訴えているにも関わらず検査値が正常の場合ヒステリーや神経症の身体症状として呼吸困難が生じる場合がある。精神疾患の場合、患者が真に解決してほしい問題が背後に控えており、これが解決しない限り患者は医師の説明に納得せずドクターショッピングを繰り返すことになる。臨床検査、診察所見から考えて患者の呼吸困難の原因が器質的疾患でないと考えた場合には、精神科専門医にコンサルテーションをおこなう。

咳嗽

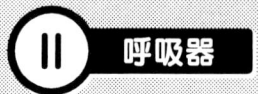

聖マリアンナ医科大学呼吸器・感染症内科　石田　一雄　中川　武正

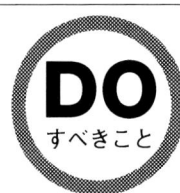

DO すべきこと
1. 咳嗽以外の訴えを聞く
2. 咳嗽についての詳細を聞く
3. 既往歴・生活歴・家族歴を聞く
4. 診察所見を確実にとる
5. 必要に応じて臨床検査をする

咳嗽は最も重要な生体防御反応の一つである。気道表面の刺激、ことに喉頭と気管支第2分枝の間の刺激で発生する。

1 咳嗽以外の訴えを聞く

咳嗽に伴う症状の有無が診断に結びつくことが多く、必ず、発熱（感染に伴う）の有無、咽頭痛の有無、喀痰の有無、喀血の有無、胸痛の有無、呼吸困難の有無などを確認しておく。

2 咳嗽についての詳細を聞く

●咳嗽の持続時間、程度、発症の急性、慢性かどうかを聞く

咳嗽の持続時間は1日中続くものから、ある時間帯に限り生じるものまで多岐にわたる。また、爆発的に生じ、時に嘔吐を誘発するものから咳払い様の軽いものまである。これらは、咳の程度を知るうえで重要な情報であるので必ず聞き取る。咳が急性（急性咽頭炎、急性気管支炎など）に生じているのか3ヶ月以上持続する慢性咳（咳喘息、アトピー咳嗽、慢性間質性肺炎、慢性誤嚥、気管支結核など）なのか聴取することで診断に近づくことが多い。

●一日のうち咳嗽の生じる時間帯を聞く

早朝や夜間に生じる慢性の乾性咳嗽は、アトピー咳嗽や咳喘息、気管支喘息であることが多い。一方、肺抗酸菌症などの慢性感染性肺疾患や肺癌、間質性肺炎では日内変動が乏しいことが多い。

●喀痰を伴うか否かを確認する

咳嗽に喀痰を伴うか否かで湿性咳嗽と乾性咳嗽に分類される。湿性咳嗽は、喀痰が膿性か否かで原因疾患の鑑別がおこなわれる。膿性喀痰を伴う場合には、全ての呼吸器疾患の感染合併例が考えられる。一方、非膿性喀痰の場合慢性肺疾患（慢性閉塞性肺疾患、気管支喘息など）の進行例が考えられ、肺胞上皮癌の粘液産生型もこの中に入る。

3 既往歴・生活歴・家族歴を聞く

●常用している薬物の有無を確認する

咳嗽を副作用とする有名な薬剤に、高血圧治療薬のACE阻害薬がある。このほか、抗リウマチ薬の一部（金製剤など）は、肺線維症を生じることがあり慢性咳嗽の原因となる。

●生活環境を聞く

生活環境中に咳嗽の原因が存在する場合がある。たとえば、小麦を扱うパン職人に、小麦に対するアレルギーが成立し職業喘息を誘発すると慢性咳嗽の原因となる。重金属を扱う職業では間質性肺炎が生じることがありこれも咳嗽の原因となる。このほか、住環境中に原因となる真菌が存在し過敏性肺炎を生じると慢性咳嗽が続く。

●既往歴、家族歴を把握する

既往歴で慢性呼吸器疾患がある場合、家族歴でアトピー性疾患がある場合はそれぞれその疾患の増悪により咳嗽が出現した、喘息の素因があることが咳嗽の原因であるなどの推定が可能である。喫煙歴は必ず聴取する。

❹ 診察所見を確実にとる

　診察所見を確実にとることができれば咳嗽の原因を診断する大きな助けとなる。咽頭所見を確認し、頸部・胸部の視診、触診、打診、聴診をおこなう。咽頭所見で炎症所見が明らかであればいわゆる上気道炎に伴う咳嗽であろうし、頸部の吸気性ストライダーを聴取した場合声門部周辺の狭窄（クループ、急性喉頭蓋炎など）による咳嗽と考えられる。

　胸部に呼気性ウィージングを聴取した場合は気管支喘息などを考える。このほか、肺炎・気管支炎で聴取するcoarse crackleや間質性肺炎で両側肺底部に聞くfine crackleは診断の大きな助けとなる。声音聴診の左右差で気胸や胸水貯留の存在がわかる。以上は一例にすぎないが、診察技能に習熟することは診断能を向上させる。

❺ 必要に応じて臨床検査をする

　患者から十分に問診し、診察所見をとることで咳嗽の原因はある程度推定できるはずである。臨床検査は、その推定疾患を確認するためおこなう。炎症所見（白血球数、CRP、赤沈）、胸部X線写真、呼吸機能検査などをおこなえばほぼ診断がつくことが多い。これのみでは診断のつかないときや治療方針決定のために喀痰培養や細胞診、胸部CT検査、気管支鏡検査などが必要な場合もある。

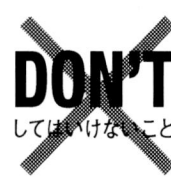

❶ すぐに鎮咳薬を処方する
❷ 漫然と経過観察をする

❶ すぐに鎮咳薬を処方する

　咳嗽は、もっとも重要な生体防御反応の一つである。咳嗽により生体に侵入した異物を外部へ排出しようとしているのですべての咳嗽を無条件に鎮咳薬で抑制してはならない。

　特に、喀痰を伴う咳嗽は抑制せず喀痰を排泄しやすくなるよう去痰薬を使用する。

　激しい乾性咳嗽は体力の消耗が激しく、薬物療法により咳嗽をコントロールしたほうが良いが、通常の鎮咳薬では十分コントロールできないことも多い。このような場合は、根幹にアレルギー性の病因が潜んでいることが多く気管支拡張薬やステロイド薬が有効なことが多い。

❷ 漫然と経過観察をする

　初診時の問診と診察所見で診断をつけ治療を開始しても症状が改善しない場合は精査続行となるが、症状が軽快しても完全に消失しない場合も漫然と経過観察せず気管支異物、気管支結核、気管支内腫瘍、喉頭腫瘍などを念頭におき、気管支鏡、咽頭鏡などで精査をおこなうことが誤診を避けるため重要である。

血痰、喀血

杏林大学医学部第一内科 杉原 徳彦 後藤 元

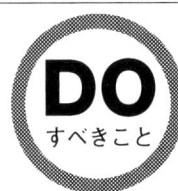

❶ 吐血や咽頭、喉頭出血、鼻出血との鑑別
❷ 患者を落ち着かせる
❸ バイタルサインをチェックする
❹ 出血の量を確認する
❺ 病歴を把握する
❻ 迅速検査を実施する

❶ 吐血や咽頭、喉頭出血、鼻出血との鑑別

喀血や血痰は咳嗽とともに喀出される血液である。吐血の場合は嘔吐とともに認められる。しかし喀血と吐血の鑑別は比較的容易であり、喀血は鮮紅色で泡沫を混じた血液であり、吐血は色調が暗赤色で、胃内容物が混在し、pHが酸性である。また咽頭、喉頭、鼻出血は咽頭の違和感から咳嗽が出現し、あたかも喀血のようにみられる場合があるため、耳鼻咽喉科でそのような出血があるか確認する必要がある。

❷ 患者を落ち着かせる

喀血、血痰をきたした症例は非常に驚きが強く、パニック状態に陥っていることが多い。まず患者を落ち着かせることも重要である。

❸ バイタルサインをチェックする

少量の出血であっても致命的になることがまれではなく、まず注意すべき状態は窒息であるため低酸素血症の有無を把握し、出血によるショック症状がないか把握する必要がある。逆に高血圧の状態にあると、止血困難となるため血圧を安定させることは重要である。

❹ 出血の量を確認する

少量の喀血の場合は止血薬の内服のみで改善することが多い。中等量の喀血の場合は止血薬を点滴静注しながら気管支鏡検査をおこない、出血部位の確認をし、トロンビン溶液またはエピネフリン溶液を注入し止血を得ることができる。しかし吸引の際に出血を悪化させる恐れがあるため注意を要する。大量の喀血の場合は気管支鏡による止血が困難な場合もあるので、気管支動脈塞栓術をおこなう。

❺ 病歴を把握する

喀血の原因疾患として肺癌が多いが、気管支拡張症、肺結核、非定型抗酸菌症、肺真菌症、肺化膿症、肺梗塞などもある。体重減少や発熱の有無、慢性的な咳嗽の有無、突然の発症かどうかなどの病歴を聴取する必要がある。また以前より検診などでエックス線上異常を指摘されたことがないかなど、既往症も含めて聴取する必要がある。

❻ 迅速検査を実施する

喀血量が少ないからといって、内服薬のみで経過をみることはせず、必ず貧血の有無を血液検査で確認する。また気道内異物で喀血をきたすこともあり、異物の有無の確認や原病の検索のため胸部エックス線の確認をする。画像や聴診で出血部位が予測できる場合は患側を下にした側臥位をとらせる。感染に伴い喀血をきたす場合もあるため炎症所見も確認する必要があり、状況によっては抗菌薬を併用する必要がある。また低酸素血症がみられる場合は血液ガス分析を施行し、過換気（$PaCO_2$低値）であるにも関わらず、低酸素

をきたしている場合は肺梗塞を疑い、肺血流シンチを緊急でおこなう必要がある。

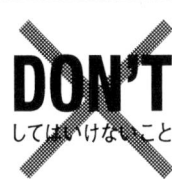

❶ 大量喀血のときは坐位をとらせる
❷ 防御なしに診察する
❸ 少量喀血を甘く考える
❹ 気管支拡張症による喀血と決めつける

❶ 大量喀血のときは坐位をとらせる

大量喀血の場合は窒息の危険性があるため、患者を腹臥位とし、患側を下にした側臥位をとらせる。

❷ 防御なしに診察する

喀血と上気道からの出血の鑑別のために口腔内の診察をする際にマスクやゴーグルを着用したほうがよいと思われる。患者の感染症を把握していない状況で咳嗽とともに血液がかかる可能性があることを念頭に対策をしたうえで診察する必要がある。

❸ 少量喀血を甘く考える

前述したように少量の喀血であっても致命的になることがある。虚血性心疾患などで抗血小板療法を受けている患者の場合は少量の出血が持続することも少なくないため、凝固系の検査もおこなう必要がある。また肺胞出血では少量の喀血であることが多いためエックス線の確認は必ずおこなうべきである。

❹ 気管支拡張症による喀血と決めつける

既往症に気管支拡張症があるからといって、ただ止血薬を処方するのではなく、他疾患合併の有無を検索する必要がある。たとえば、肺炎などの感染症や悪性腫瘍の合併の有無を検索する必要がある。そのためにも諸検査は必要と考えられる。

喘 鳴

杏林大学医学部第一内科　杉原　德彦　後藤　元

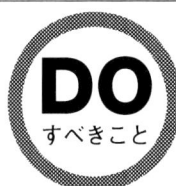

DO すべきこと

❶ 既往歴を把握する
❷ 診察をおろそかにしない
❸ バイタルサインをチェックする
❹ 病歴を把握する
❺ 迅速検査を実施する

❶ 既往歴を把握する

　気管支喘息の既往がある場合は喘息発作と考えてもよいが、ほかに喘鳴を聴取する疾患として、気道異物、腫瘍性疾患、心不全などがある。したがって、心疾患の既往や腎不全をきたすような糖尿病などの既往症がないかを把握する。またアナフィラキシーも念頭におく必要があるため、今までの薬剤アレルギーや食事アレルギーの有無の確認は必要である。アスピリン喘息の場合は選択する薬剤も変わる場合があり、鼻茸や慢性副鼻腔炎の既往について把握する必要がある。

❷ 診察をおろそかにしない

　喘鳴の聴取される部位を特定する必要がある。全肺野で聴取される場合はびまん性に気管支の狭窄が存在すると考えられ、部分的に聴取される場合は腫瘍や気管支異物で気管支の狭窄をきたしていると考えられる。また上気道狭窄も原因として考えられるため、頸部の聴診も必ずおこなうようにする。また心不全の場合はⅢ音や奔馬調律の有無を確認し、腎不全では下腿の浮腫を確認する必要がある。

❸ バイタルサインをチェックする

　まず患者が低酸素血症の状況にあるかどうかの把握をする必要がある。経皮的酸素飽和度モニターを用い容易に測定できるため、もし低酸素血症が認められる場合は酸素投与量を決定する必要がある。また心不全やアナフィラキシーショックでは血圧の低下や頻脈が認められるため、バイタルサインを確認する必要がある。また感染を契機に喘息発作をきたす場合もあるため体温も測定する必要がある。

❹ 病歴を把握する

　気管支喘息の場合は発作の誘因を把握し、今後の生活指導のために、動物飼育歴や現在の住宅環境、喫煙歴などを聴取する必要がある。ほかに明け方や夜間の咳嗽や呼吸困難などの症状の有無を聴取する。喫煙歴がある場合は慢性閉塞性肺疾患（COPD）も考えられるため、最近の労作時呼吸困難についても把握する必要がある。また気道異物を疑う場合は異物の誤嚥の可能性の有無を知る必要があり、悪性腫瘍を考える場合は発熱、血痰、慢性的な咳嗽の有無を聴取する。

❺ 迅速検査を実施する

　気管支喘息と心臓喘息の鑑別のために、必ず胸部エックス線は確認し、心拡大やうっ血像がないかを確認する。また心電図も施行する必要がある。腎不全を考える場合は尿検査をおこなう必要がある。テステープを用い尿蛋白や尿糖の有無を確認する。低酸素血症がみられる患者の場合は血液ガス分析を施行し高炭酸ガス血症の有無を確認し酸素の投与量を決定する必要がある。また状況によっては人工呼吸器管理をおこなう。

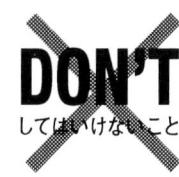

| ❶ すぐに気管支喘息とする |
| ❷ すぐに気管支拡張薬を投与する |
| ❸ エピネフリンをすぐ使用する |

❶ すぐに気管支喘息とする

　前述のように心臓喘息や腎不全からくる心不全の場合も喘鳴を聴取することがあるため諸検査を施行のうえ、治療方針を決定する必要がある。また気道異物や腫瘍性疾患の鑑別もおこなう必要がある。

❷ すぐに気管支拡張薬を投与する

　気管支拡張薬は副作用として頻脈があるため、心臓喘息を疑う場合は病状を悪化させる可能性がある。また、心不全や腎不全の場合は利尿薬の投与で速やかに改善が得られるため、鑑別を優先する必要がある。さらに気道異物の場合は異物除去が必要であり、腫瘍性疾患の場合は原病の治療が優先される。また気管支喘息患者においても、体格の小さい患者に対しては、アミノフィリン投与量を減量し中毒に注意する必要がある。

❸ エピネフリンをすぐ使用する

　重症喘息発作ではエピネフリンの皮下注射をおこなう場合があるが、発作時の患者は呼吸困難症状のために血圧が上昇していたり、頻脈となっていることも多く、これらの症状が認められる場合は慎重に投与する必要がある。投与前に必ず血圧と脈拍は確認する必要がある。しばしばエピネフリンを吸入で用いることもあるが、自宅でβ_2刺激薬を吸入している患者の場合は併用が禁忌であるため、要注意である。

その他注意したいこと

　喘鳴を呈する疾患としてアレルギー性肉芽腫性血管炎や多発軟骨炎などまれな疾患があり、救急外来で症状の改善が得られた場合でも必ず後日外来で精査するよう説明したほうがよい。

チアノーゼ

弘前大学医学部臨床検査医学　富田　泰史　保嶋　実

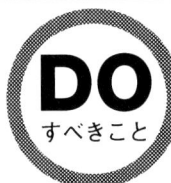

DOすべきこと

❶ チアノーゼの病態を理解する
❷ バイタルサインをチェックする
❸ チアノーゼの出現部位を確認する
❹ チアノーゼの発症時期、誘因を確認する
❺ 速やかに検査を実施する

❶ チアノーゼの病態を理解する

　チアノーゼとは、毛細血管の還元ヘモグロビンあるいは異常ヘモグロビンの増加によって、皮膚、粘膜面が青紫色あるいは紫藍色を呈した状態をいう。チアノーゼは血液中の還元ヘモグロビン量が5g/dl以上に増加すると出現し、その絶対量に比例する。ヘモグロビン値が正常で貧血がない場合には動脈血の酸素飽和度80％以下あるいは酸素分圧50mmHg以下の状態でチアノーゼが出現するが、貧血がある場合には低酸素血症であっても高い酸素飽和度が得られるためにチアノーゼは出現しにくい。逆に多血症では酸素分圧が高くてもチアノーゼをきたしやすい。ただし、個々の皮膚の色調や厚さ、毛細血管の状態に左右される。

　チアノーゼは発症要因によって中心性と末梢性とに分けられる。中心性チアノーゼは一般に低酸素血症が原因となり、肺や心臓の機能異常を反映する。多くは肺疾患で出現し、右-左短絡を伴う心疾患や異常ヘモグロビン血症でもみられる。末梢性チアノーゼは一般に酸素分圧は正常で、組織における酸素摂取量が増大し、局所の還元ヘモグロビン量が増加するために出現する。多くは血管の収縮を伴う末梢循環障害であり、寒冷曝露、ショック、心不全、末梢血管閉塞の際にみられる。しかし、実際には中心性と末梢性の区別は簡単ではない。左心不全では、肺うっ血により低酸素血症となり中心性チアノーゼを呈すると同時に、代償性の交感神経興奮による末梢血管収縮および低心拍出量により末梢性チアノーゼも呈し、混合性チアノーゼを示す。

❷ バイタルサインをチェックする

　中心性チアノーゼの多くは、うっ血性心不全、ショック、肺塞栓、喘息重積発作、気胸など、重篤な心肺疾患に由来するため迅速な診断と治療が必要とされる。特に健常者に突然出現したチアノーゼや、慢性にあったチアノーゼが感染症や心不全などにより急性増悪した場合には緊急の対応を要する。このようなチアノーゼの患者では、まずバイタルサインのチェックをおこなう。意識状態、血圧、脈拍（脈拍数、調律、強弱、左右差の有無など）、呼吸状態、体温を確認し、並行して心電図モニターおよびパルスオキシメーターを装着し、必要であればただちに気道確保、酸素吸入、静脈ルートの確保をおこなう。

❸ チアノーゼの出現部位を確認する

　チアノーゼが全身性なのかあるいは局所性なのか、視診により部位を確認することが大切である。出現部位により中心性と末梢性とを、ある程度区別できる。毛細血管が豊富でメラニン色素が少ない部分（口唇、爪床、頬部、耳朶、鼻尖部など）をよく観察する。中心性チアノーゼでは外界に曝されない口腔粘膜や舌にもチアノーゼが出現するが、末梢性チアノーゼでは口腔粘膜や舌にチアノーゼを認めない。またチアノーゼが出現している四肢をマッサージしたり、温めることにより末梢血管を拡張させると末梢性チアノーゼは改善するが、中心性チアノーゼは改善しない。

　胸部の聴診では、呼吸音の有無や強弱により気胸、気管内異物、無気肺、笛音より気管支喘息発作、心雑音より弁膜性疾患もしくは先天性心疾患、湿性ラ音より心不全による肺

うっ血と診断できる。四肢ではばち指、浮腫の有無を確認する。

❹ チアノーゼの発症時期、誘因を確認する

チアノーゼの出現時期と経過を確認することは、チアノーゼの病態を把握する上で重要である。先天性心疾患では新生児期よりチアノーゼを認め、運動によりチアノーゼが誘発される。心室中隔欠損症や心房中隔欠損症などの左―右シャントを有する先天性心疾患では、病期の進展とともに次第に肺血管抵抗が上昇し肺高血圧となり、右―左シャントをきたすようになると（アイゼンメンゲル症候群）、酸素飽和度の低い静脈血が体循環に流れ込むため、チアノーゼを呈する。寒冷により誘発されるチアノーゼは、レイノー症候群など末梢循環不全に伴うものである。家系内で心肺疾患の既往がなく、チアノーゼを認める者がいる場合は遺伝性メトヘモグロビン血症の可能性がある。硝酸薬、アセトアミノフェンやフェナセチンなどの鎮痛薬、サルファ薬などの長期服用で、チアノーゼが誘発されることがあり（後天性メトヘモグロビン血症）、薬剤の服用歴を確認する必要がある。また高地に住んでいると多血症になり、チアノーゼが出現しやすくなる。

❺ 速やかに検査を実施する

診察結果を踏まえ、胸部レントゲン検査、心電図、心エコー検査、血液検査などを適宜おこなう。動脈血ガス分析はチアノーゼの鑑別診断に参考になる。異常を認めなければ末梢性である。肺ガス交換の障害では、酸素分圧が50mmHg未満で酸素飽和度も低下しており、酸素吸入により酸素分圧が改善する。100％酸素を吸入しても酸素分圧が改善しない場合は、右―左シャントを有する先天性心疾患を考える。酸素分圧は正常だが、酸素飽和度が低下している全身性チアノーゼは、異常ヘモグロビン血症を考える。

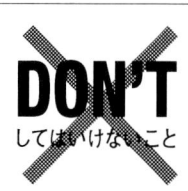

DON'T　してはいけないこと

❶ チアノーゼで低酸素血症を診断する
❷ パルスオキシメーターを100％信用する
❸ 片側の上肢あるいは下肢のみ診察する

---

❶ チアノーゼで低酸素血症を診断する

貧血では高度な低酸素血症があってもチアノーゼは出現しない。一方、多血症では高度の低酸素血症がなく、著明な酸素飽和度の低下がなくとも出現する。このようにチアノーゼは血液中のヘモグロビン量に依存するので、低酸素血症の指標にならない。

❷ パルスオキシメーターを100％信用する

パルスオキシメーターは非侵襲的に、しかも連続して酸素飽和度を測定できる利点がある。しかし末梢性あるいは混合性のチアノーゼにおいては、末梢循環不全のため必ずしもパルスオキシメーターの値が酸素飽和度を正確に反映しているとは限らない。またメトヘモグロビン血症や一酸化炭素中毒、血圧低下、手足指爪にマニキュアを塗っている場合も正確さに欠ける。そのような場合は、やはり動脈血ガス分析にて評価する必要がある。

❸ 片側の上肢あるいは下肢のみ診察する

局所での動脈もしくは静脈の閉塞（動脈塞栓症、下肢静脈血栓症など）がある場合、チアノーゼが一側の上肢もしくは下肢に限局している場合がある。特に静脈の閉塞は血流のうっ滞のため、動脈の閉塞よりも著明なチアノーゼを呈する。まれではあるが、動脈管開存症の患者で肺高血圧と右―左シャントを有する場合は（アイゼンメンゲル化）、上肢と下肢で乖離したチアノーゼを認める（下肢ではチアノーゼを認めるが、上肢では認めない）。そのため、チアノーゼの患者では四肢全ての診察をおこなう必要がある。視診と同時に両側の橈骨動脈および大腿、膝窩、足背動脈などの拍動を確認する。

動悸

弘前大学医学部臨床検査医学　富田　泰史　保嶋　実

DO すべきこと
1. 緊急性を判断する
2. 十分な問診、診察をする
3. 脈拍の触知方法を教える
4. 病態に応じて検査、治療をする

❶ 緊急性を判断する

　動悸を主訴とする患者でまずおこなうべきことは、緊急的処置を要する状態あるいは不整脈か否かを判断することである。急性心不全や致死的不整脈などでは、問診に十分な時間をかけることなく緊急に治療を開始しなければいけない。また血行動態の変調を示唆する症状を伴う場合も、重篤な不整脈の可能性がある。脳虚血症状（失神、めまい、眼前暗黒感、痙攣など）はAdams-Stokes発作と呼ばれ、不整脈時の心拍出量減少や血圧低下が原因となる。心室性頻拍、完全房室ブロック、洞不全症候群、特発性心室細動などで認める。動悸発作に続いて失神やめまいを認める場合は、徐脈頻脈症候群の可能性がある。また高度の徐脈性不整脈では、心拍出量低下に伴う易疲労感やうっ血性心不全の症状を認める。これらはいずれも重篤な不整脈であり、循環器専門医にただちにコンサルトすべきである。

❷ 十分な問診、診察をする

　動悸あるいは心悸亢進とは、心拍動に起因する不快な自覚症状のことである。動悸は必ずしも器質的疾患を有する患者だけに認められるものではない。同じ病態であっても感受性の亢進や精神的因子によって自覚症状の訴え方が異なる場合がある。したがって本当にその症状が、心拍動の異常や調律の乱れに基づいて生じているのかを、判断することが必要である。特に致死的な不整脈を除外することが患者評価の第一の目的となり、冠動脈疾患やうっ血性心不全、そのほかの器質的心疾患を有する患者ではそのリスクが高い。問診にあたっては、基礎疾患の存在を丹念に聞き出す必要がある。

　診察時に動悸の症状がある場合には、脈拍を触れてみる。不整であれば、その原因は不整脈である。鑑別のために速やかに心電図をとる。診察時に動悸を認めない時は、病態の把握と重症度の評価のために問診がきわめて重要である。動悸の性質（ドキンと一回強く打つ、ドドドドドと速く打つ、脈が抜けるなど）、発作性あるいは非発作性か、脈拍数、不整の有無などは病態を含めた診断に有用であり、持続時間、頻度、誘因（運動後、興奮、コーヒー、喫煙など）、随伴症状（脳虚血症状、息切れ、呼吸困難、胸痛など）、寛解因子（息こらえ、安静、運動、薬剤など）は重症度の評価に重要である。しかしながら、必ずしも自覚症状と重症度が相関するわけではないことに注意が必要である。発作性の動悸としては、発作性上室性頻拍、発作性心房細動および心房粗動、心室性頻拍などが考えられる。動悸に随伴する症状では、胸痛を伴う場合は心筋虚血を念頭におき、呼吸困難を伴った場合は低心機能や頻拍が誘因となった心不全を考える。これらは緊急に循環器専門医にコンサルトすべきである。また、多尿を伴う場合は発作性上室性頻拍である可能性が高い。これは心房からのナトリウム利尿ペプチドの分泌亢進に関連するとされている。

❸ 脈拍の触知方法を教える

動悸を自覚している患者には、自分自身の脈拍のとりかたを教えるとよい。左右前腕部の橈骨動脈が触れやすい。それによって、心拍数の変動やリズムの不整をより正確に把握でき、発作の始まる時間や持続時間、誘因などより詳細な病歴をとることが可能となる。

❹ 病態に応じて検査、治療をする

検査は血液生化学検査（特に電解質）、心電図、胸部レントゲン検査、心エコー検査、ホルター心電図などをおこない、必要に応じて侵襲的な検査である心臓電気生理学的検査や心臓カテーテル検査を追加する。不整脈の種類に応じて各種抗不整脈薬を投与し、根治療法として高周波カテーテルアブレーションが選択されることがある。発作性あるいは慢性心房細動では、抗凝固療法もおこなう。徐脈性不整脈ではペースメーカー治療がおこなわれる。全身性疾患に伴う動悸では、原因疾患の治療をおこなう。

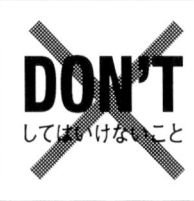

DON'T　してはいけないこと

❶ 心臓の検査で異常を認めなかったので、ほかの検査を怠る
❷ 安易に抗不整脈薬を投与する

---

❶ 心臓の検査で異常を認めなかったので、ほかの検査を怠る

動悸は、心臓以外の全身性疾患でも生じる。甲状腺機能亢進症では動悸に加え、発汗、振戦、体重減少、甲状腺腫などを認める。疑われる時は、甲状腺機能（free T$_3$、free T$_4$、TSH）を調べてみる。褐色細胞腫では高血圧、頭痛、発汗などを認め、血中カテコラミン値や腹部CTなどで診断できる。貧血、脱水、低血糖、過度のアルコール摂取なども動悸の原因となる。薬剤内服の有無も重要であり、三環系抗うつ薬やキサンチン製剤は洞性頻脈をきたし、動悸の原因となる。心臓神経症、興奮、不安などでも動悸を自覚することがあり、抗不安薬が有用である。このように心臓に異常を認めない場合は、心疾患以外の原因についても鑑別診断しなければいけない。いずれにせよ、動悸は、その原因や治療に関わらず、患者にとってきわめて厄介で不快な症状であるため、広範囲にわたる検査や評価がなされなければいけない。そのうえで、患者にその動悸が生命予後に悪影響を及ぼさないということをはっきりと伝え、納得していただくことが患者ケアの観点から重要である。

❷ 安易に抗不整脈薬を投与する

動悸の患者に、安易に抗不整脈薬を投与してはいけない。十分な診察や検査をせずに（心臓由来の動悸か否かについて鑑別診断せずに）、動悸があるからという理由だけで、抗不整脈薬を投与することは避けなければならない。抗不整脈薬には催不整脈作用があるからである。利尿薬内服や下痢などに伴う低カリウム血症は、多形性心室性頻拍の誘因になり得る、また心房細動や粗動にⅠa群の抗不整脈薬を投与すると、抗コリン作用により血圧が保てなくなるほど心拍数が増加することがある。さらに、最近の臨床研究成績（CAST研究など）によれば、陳旧性心筋梗塞の心室性期外収縮に対するⅠ群の抗不整脈薬の投与は、生命予後を改善せず、むしろ悪化させている。このようなリスクがあるため、慢性化した心房細動に抗不整脈薬を漫然と長期にわたり投与してはいけない。安易な抗不整脈薬の投与は逆に重篤な不整脈や心不全を惹起することになりかねないため、投与目的を明確にして、必要に応じて最小有効量を投与すべきである。

胸痛

III 循環器

弘前大学医学部臨床検査医学　富田　泰史　保嶋　実

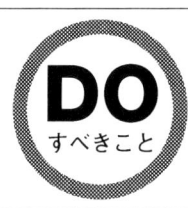

DO すべきこと

❶ 緊急処置を必要とする疾患を常に念頭におく
❷ 十分に問診をする
❸ 迅速に必要な検査を実施する
❹ 診断が難しいときは入院させる

❶ 緊急処置を必要とする疾患を常に念頭におく

胸痛は日常診療のなかで遭遇する頻度の高い自覚症状である。その中には肋間神経痛や筋肉痛などのように予後の良好な疾患もあるが、急性心筋梗塞、解離性大動脈瘤、肺塞栓症、緊張性気胸などのように緊急処置を要するものがあり、迅速かつ的確な判断が求められる。そのため診察にあたっては、これら緊急を要する疾患を常に念頭におき、鑑別診断を進めなければならない。バイタルサイン（意識状態、血圧、脈拍特に左右差の有無、呼吸状態、体温など）、全身状態の確認と同時に胸痛に関連する症状を問診していく。バイタルサインに異常があれば、その処置を優先し、気道確保や酸素投与、静脈ルートの確保をおこなう。患者の予後を左右するこれら重篤な疾患を除外することが、胸痛患者を診察するうえで、第一におこなうことである。

❷ 十分に問診をする

問診は胸痛の鑑別でもっとも重要である。特に日常診療で遭遇する可能性の高い狭心症の診断には、十分な病歴聴取が不可欠である。胸痛の性状（圧迫感、灼熱感、うずくような、締めつけるような、鋭いなど）、部位、放散痛の有無、発症時刻、持続時間、誘因（寒冷曝露、労作など）、軽減因子（ニトログリセリン舌下、食事、制酸薬など）、再現性、関連症状、冠危険因子の有無、既往歴、家族歴（心疾患、Marfan症候群など）などを手際よく聴取する。典型的な労作性狭心症では、労作や興奮による頻脈が誘因となり、安静やニトログリセリン舌下により5〜10分程度で寛解する。冠攣縮性狭心症では、夜間から早朝の安静時に胸痛を生じやすい（発作の日内変動）、ニトログリセリン舌下が有効である。ただし両者が混在している場合もある（混合性狭心症）。心臓由来の胸痛は、頸部、顎、歯、肩、腕などに放散することが多い（感覚性ニューロンの起点が共通であるため）。不安定狭心症では発作頻度の増加や持続時間の延長、安静時の胸痛出現などを認める。またニトログリセリンの効果が不十分になる。急性心筋梗塞、解離性大動脈瘤、肺塞栓症では激痛であり、持続時間も長い。解離性大動脈瘤では背部痛や疼痛部位の移動がみられる。刺すような鋭い痛みが呼吸と関連している場合には、胸膜や胸壁の病変の可能性が高い。長時間の座位や手術後では肺塞栓症が疑われる。胸壁由来の胸痛を疑ったときは、胸痛の場所を指差しさせるとよい。肋間神経痛や肋軟骨炎、肋骨骨折では表在性の痛みのため場所が限局していることが多く、圧痛を伴うことが特徴である。また帯状疱疹では、発疹出現前に肋間神経に一致する疼痛が出現することがあり、注意が必要である。頸椎症では頭頸部の運動により誘発され、通常は頸や腕に局在する痛みである。しかし第1から第6頸椎にかけての脊髄後根の障害は、心臓由来の胸痛と紛らわしいため、注意が必要である。

❸ 迅速に必要な検査を実施する

問診と同時に必要があれば、各種検査（血液生化学検査、心電図、胸部レントゲン検査など）をおこなう。特に心電図は胸痛の鑑別にまずおこなうべきである。同じ位置でとるために電極位置に印を付けたり、以前の心電図やニトログリセリン舌下服用前後で比較できればさらに役に立つ。少し時間をおいて検査することも有用である。心電図で診断が困難であった場合、心エコー検査で壁運動異常、心囊液貯溜、右心系の拡大、弁逆流の有無を

確認することも重要である。問診や胸部レントゲン検査から解離性大動脈瘤や肺塞栓症が疑われた場合は、胸部CT検査（造影）をおこなう。いずれにせよ重篤な疾患が疑われる場合は、迅速に鑑別診断に必要な各種検査をおこなわなければならない。

❹ 診断が難しいときは入院させる

胸痛の患者で、生命予後を左右する疾患（急性心筋梗塞、解離性大動脈瘤、肺塞栓症など）が疑われる場合は、確定診断に至らなくても経過観察のため入院させることが重要である。そのうえで必要な検査を追加し、専門医にコンサルトする。この間に、検査異常や隠れていた症状あるいは徴候が明らかになり、診断が確定することがある。したがって、外来で診断が難しいときは、入院させ、重篤な疾患を除外してから帰宅させる方が賢明である。

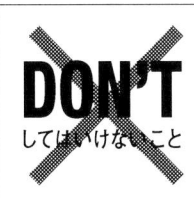

DON'T　してはいけないこと

❶ 診察時、胸痛がないので帰宅させる
❷ あらゆる検査を実施する
❸ 心電図検査の前に侵襲的な検査をする

---

❶ 診察時、胸痛がないので帰宅させる

胸痛患者では、診察時に症状がなくても、生命予後に関わる疾患が隠されていることがある。たとえば不安定狭心症は、急性心筋梗塞を発症する危険性が高いので入院治療が原則であるが、発作の間歇期にはまったく胸痛を認めず、また外来受診時は心電図も各種心筋障害マーカーも正常のことが多い。このため、そのまま帰宅させてしまうことがある。ところがその数時間後に急性心筋梗塞を発症し、最悪の場合は突然死してしまうことがある。不安定狭心症の症状は多彩で胸痛以外の症状も多いため、実際の診療の場においては診断に苦慮することが多く、また胸痛症候群など入院治療を要しない疾患との鑑別も難しい。しかし、症状の過大評価よりも過小評価の方が重篤な結果を招くことがあり、既往歴や問診などから不安定狭心症など重篤な疾患を疑った場合には、専門医へコンサルトし、入院加療とすることが望ましい。

❷ あらゆる検査を実施する

突然の胸痛を訴える患者でもっとも大事なことは、迅速かつ正確に診断をすることである。念のためにと不必要な検査をおこない、治療のためのゴールデンタイムを失うようなことになってはならない。心電図上明らかなST上昇を認める急性心筋梗塞患者に、解離性大動脈瘤を併発しない限りCT検査は必要ない。むしろ十分に患者をモニタリングできないCT検査室に行くこと自体が問題である。

再灌流療法が標準的治療法となっている現在、診断の遅れは患者の予後を大きく左右する。また急性心筋梗塞の初期では、白血球の増加のみで心電図や他の心筋障害マーカーに異常を認めないことがある。自覚症状や心エコー検査のような簡便な検査で急性心筋梗塞が疑われたならば、異常所見が明らかになるまで待つのではなく、速やかに循環器専門施設へ搬送することが重要である。

❸ 心電図検査の前に侵襲的な検査をする

急性冠症候群（急性心筋梗塞、不安定狭心症）の症状は、前胸部痛や胸部圧迫感のみではなく右胸部痛や背部痛、鎖骨部痛、歯痛、咽喉絞扼感、胸やけなど多彩である。なかには心窩部痛、悪心、嘔吐で発症するものもあり、消化器疾患を疑われることがある。上部消化管内視鏡検査をおこなったが異常を認めず、心電図検査を実施したところ、急性心筋梗塞であったという例もある。心窩部痛の鑑別診断に急性冠症候群も含まれるのである。そして胸痛以外の自覚症状であっても、急性冠症候群が疑わしい場合は、侵襲的な検査をおこなう前に、非侵襲的で容易に誰でもできる心電図検査をおこなう必要がある。

その他注意したいこと

高齢者（なんとなく元気がなかったり、食欲がない）や長期間にわたり糖尿病に罹患している患者では、胸痛を伴わないで急性心筋梗塞を発症することがあるので、注意が必要である。

頻 脈

弘前大学医学部臨床検査医学　富田　泰史　保嶋　実

III　循環器

DO すべきこと

1. バイタルサインをチェックする
2. ただちに心電図検査を実施する
3. 血清電解質を確認する
4. 基礎となる心疾患の有無を調べる
5. 内服薬剤や嗜好品を確認する

❶ バイタルサインをチェックする

　頻脈、特に頻脈性不整脈は突然死と関連が深く、また緊急治療を必要とすることが多い。頻脈患者では、意識障害などのために問診ができないことがある。その際には、まずバイタルサイン、とりあえず脈拍が触知できるか否かだけでもチェックすることが必要である。脈拍が触知できない場合には心電図モニターを装着し、ただちに心肺蘇生を開始する。心室細動であれば360Jの電気的除細動を非同期でおこなう。血圧が低下し意識レベルも低下している心室性頻拍や上室性頻拍（心拍の速い発作性上室性頻拍、心房細動、心房粗動など）では、100～200Jの電気的除細動をQRS波に同期しておこなう。血行動態がある程度保たれている場合でも、意識レベル、血圧、脈拍数や調律、呼吸状態、体温などはその後の診断や治療に不可欠な情報である。頻脈による心不全や、血栓または塞栓などの重篤な合併症を生じる危険性のあるものは、入院管理が必要となる。

❷ ただちに心電図検査を実施する

　バイタルサインが落ち着いているならば、標準12誘導心電図を記録する。頻脈が続いていれば、心拍数、QRS幅（正常0.12秒未満）、調律（整か不整か）、P波の有無、P波とQRS波との位置関係を確認する。すでに頻脈が消失していても、心電図は原疾患の診断に有効である。QRS幅、QT間隔、P-R間隔などを確認する。頻脈発作を捉えるためホルター心電図も欠かせない検査である。もちろん心筋虚血の所見も重要であり、ST部分やT波の変化にも注意する。以前の心電図があれば比較することで情報量がさらに増す。このように心電図は頻脈の診断に不可欠な検査であるため、頻脈が消失していても必ず記録に残すべきである。

❸ 血清電解質を確認する

　血清電解質（カリウム、マグネシウム、カルシウム）の異常で不整脈が起こりやすくなるため、チェックが必要である。低カリウム血症では、自動能の亢進により上室性、心室性の不整脈が起こりやすくなる。またマグネシウムの投与によりtorsades de pointesが改善することはよく知られている。日常診療では、低カリウム血症や低マグネシウム血症に留意し、必要があれば是正する。

❹ 基礎となる心疾患の有無を調べる

　一般に器質的心疾患のない頻脈性不整脈は、特発性心室細動を除き、臨床的に問題となることが少ない。一方、器質的心疾患を有する不整脈では、その心疾患が重症であるほど不整脈の出現は、病態と関連する臨床的意義を有する。低心機能に伴う心室性頻拍では容易に血圧が低下することが多く、また心房細動でも低心機能では、心不全の誘因となりうる。心筋虚血あるいは壊死により興奮性や伝導性が変化し、不整脈を誘発することもある。心エコー検査や心臓カテーテル検査にて器質的心疾患の有無を検索し、評価することが重要である。

❺ 内服薬剤や嗜好品を確認する

抗不整脈薬は催不整脈作用も有しているため、それらを内服している患者では服薬状況を確認することが重要である。さらに、キサンチン製剤や抗コリン作用を有する薬剤、血管拡張薬、甲状腺製剤なども頻脈の誘因となる。またアルコールやコーヒー、喫煙も頻脈の原因となるため、これら嗜好品についての問診が重要である。

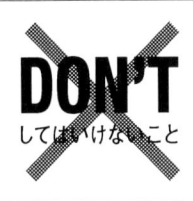

DON'T してはいけないこと

❶ WPW症候群の心房細動にベラパミルを投与する
❷ 洞性頻脈を生理的反応と解釈する
❸ 10%リドカインを静注する

---

❶ WPW症候群の心房細動にベラパミルを投与する

WPW症候群の患者が心房細動を発症した場合は、心房興奮が副伝導路を経由して心室に達するため、心電図上は非常に速くて幅の広いQRS波形を呈する。一見心室性頻拍のようにみえることから、偽性心室性頻拍(pseudo VT)ともいわれる。しかし心室性頻拍とは異なり、R-R間隔は不規則でQRS波形も融合収縮の程度により種々変化する。脚ブロックや変行伝導を伴った頻脈性心房細動とは鑑別を要する。心拍数は副伝導路の不応期に依存し、不応期が短い例では心拍数が毎分200以上となり、急激な血行動態の悪化を生じるとともに心室細動に移行することもある。ベラパミルやジギタリス製剤は、副伝導路の不応期をさらに短縮させ、かえって心拍数を増加させるため、このような患者に投与することは禁忌である。QRS波に同期して電気的除細動をおこなう。またこのようなハイリスクの患者には、根治療法として高周波カテーテルアブレーションにより副伝導路の切断をおこなう。

❷ 洞性頻脈を生理的反応と解釈する

洞性頻脈（毎分100以上の洞調律）は、運動や精神的興奮のみならず発熱や疼痛などの身体的ストレスによっても生じる。これらは生理的反応と解釈される。しかし、貧血、脱水、低血圧、炎症、低酸素血症など病的状態を代償する形で洞性頻脈になっていることがある。また、甲状腺機能亢進症や褐色細胞腫などの内分泌疾患でも洞性頻脈を呈する。したがって、洞性頻脈をみたときは、生理的な反応と解釈する前に、背景に何か隠れている疾患がないかを常に念頭におき、鑑別診断を進めなければならない。

治療の原則は原因の除去である。貧血や脱水など代償性の洞性頻脈を徐拍化することは、むしろ不利益となる可能性が高いが、心機能低下例や心筋虚血例では、一回心拍出量を増加させ、心筋酸素消費量を減少させる意味で徐拍化が有効な場合もある。甲状腺機能亢進症による洞性頻脈では、原疾患の治療と並行して、β遮断薬（プロプラノロールなど）を投与することが多い。

❸ 10%リドカインを静注する

血圧が維持され意識障害のない心室性頻拍の治療には、リドカインの静注がおこなわれる。リドカイン50〜100mg（2%リドカイン2.5〜5.0ml）を静注する。リドカインには2%（静注用）と10%（点滴用）の二種類があり、注意を要する。リドカインは主として肝臓で代謝されるため、心不全、ショックなど肝血流を低下させる病態では維持量（毎分1〜2mg）の調節が必要である。副作用として、吐き気、眠気、口唇や舌のしびれ、呼吸抑制、意識障害などの中枢神経症状や徐脈、心停止、血圧低下などの循環器系の異常がある。高齢者の心不全で意識障害がある場合は、リドカイン中毒を忘れてはならない。

徐　脈

III 循環器

東海大学医学部内科　坂田　芳人

DO すべきこと

① 必ず12誘導心電図で確診する
② 既往歴を把握する
③ 全身所見、バイタルサインを得る
④ 背景にある器質的心疾患を見逃さない
⑤ 迅速に血液検査をする

① 必ず12誘導心電図で確診する

　理学的所見が徐脈に与える情報には限界がある。徐脈性不整脈の多くの例で、脈拍数は実際の心室興奮を反映しない。頸静脈波の観察は、cannnon波が心房と心室収縮の解離を示すが、それ以外には特異性に乏しい。したがって、心房と心室それぞれの電気的興奮のパターンを正確に認識して、房室間の連動を確認する際、12誘導心電図を少なくとも3分間観察することが重要になる。たとえば、房室解離と高度房室ブロックの鑑別、洞房ブロックと洞不全症候群の鑑別、房室ブロックのため潜行伝導する上室性期外収縮など、徐脈の原因となる不整脈の諸々のパターンを正確に診断することができる。

② 既往歴を把握する

　既往歴のなかで、服薬、基礎疾患の把握は重要であり、β遮断薬、Ca拮抗薬（ベラパミル、ジルチアゼム）、ジギタリス製剤、抗不整脈薬は、その用量と服用の状況を把握して、医原性徐脈の可能性を考慮する。高齢者、肝腎機能の異常、脱水、心不全例は、薬物代謝能が低下しているため注意が必要である。

③ 全身所見、バイタルサインを得る

　徐脈に加えて、発汗、低血圧、消化器症状（嘔吐、腹痛）といった一群の症状は、迷走神経過緊張を示唆し、その誘因の検討が重要になる。過度の精神的刺激、疼痛、また腹膜刺激や腸管、尿管（尿閉など）などの伸展、頭蓋内圧亢進などが考慮される。さらに、敗血症、高度なアシドーシスや電解質異常（特にK, Mg）、低酸素血症、頭蓋内疾患、大量出血、心タンポナーデ、大動脈解離や心筋梗塞などきわめて重篤な病態の初期徴候として出現することもあり、注意が必要である。

④ 背景にある器質的心疾患を見逃さない

　刺激伝導系への虚血は、一時的、恒久的な徐脈性不整脈を引き起こす。冠動脈病変が洞結節枝、房室結節枝を含む場合、一過性の洞機能症候群、高度房室ブロックを発生し、前下行枝領域の広範な虚血は、種々の脚ブロック、また房室ブロックの原因となる。一時的ペースメーカー挿入による血行動態の維持のうえ、経皮的冠動脈形成術などにより緊急血行再建を試みる。また、浸潤性心筋疾患（アミロイド、サルコイドーシス、ヘモジデローシス）、特発性心筋症（肥大型、拡張型ともに）、膠原病に伴う心筋疾患（とくに強皮症）は、刺激伝導系の変性を伴い、病勢の進行に併せて植え込み型ペースメーカーの適応に至る例が多い。また先天性心疾患、高度な大動脈弁の変性、石灰化病変では、房室結節に影響が波及し、ブロックを呈することがある。細菌性心内膜炎による炎症性病変が刺激伝導系に波及すると、種々の徐脈性不整脈が発生する。

⑤ 迅速に血液検査をする

　腎機能、電解質、薬物血中濃度、甲状腺機能ならびに血液ガスを得る。酸塩基平衡、カ

リウム、マグネシウムといった電解質異常、また基調になる腎機能をチェックする。慢性腎不全、透析患者にみるように、高カリウム、代謝性アシドーシスに伴う徐脈では緊急透析を考慮する。ジギタリス、プロカインアマイド、三環系抗うつ薬といった原因薬剤については血中濃度を測定する。甲状腺機能は徐脈の鑑別時には必須である。背景となる膠原病、感染症が考慮される場合には、抗核抗体、血液培養なども付け加える。

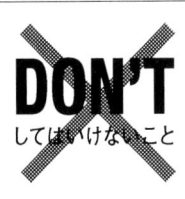

> **DON'T してはいけないこと**
> ❶ 多彩な症状をすべて徐脈で説明する
> ❷ 慢性徐脈に急性期治療をする
> ❸ 安易にカテコールアミンを使用する

❶ 多彩な症状をすべて徐脈で説明する

急性、慢性発症を問わず、徐脈に由来する症状はきわめて多彩であり、めまい、眼前暗黒感、てんかん、意識消失といった脳虚血症状、全身倦怠感や腎不全をはじめとする臓器低還流症状、また両心系の充満圧の上昇に基づく浮腫や肺うっ血といった心不全症状、と実に広範にわたる。ただこれらの症状が、基礎疾患、たとえば脳血管障害、器質的心疾患、また甲状腺疾患に由来する可能性も常に念頭におき、症状の原因をすべて徐脈に求めることは控えなくてはならない。たとえば、肥大型心筋症に徐脈を合併している症例において、心不全症状を有している場合、まず利尿剤で心不全の改善をみたあとに、ペースメーカーの適応の有無を考慮する必要があり、いたずらに徐脈の治療に先走ることは勧められない。一方で、ペースメーカー治療による徐脈の治療が高齢者の脳循環障害、たとえば痴呆症状を劇的に改善する例もある。徐脈と原疾患がおのおの、どの程度症状に関与しているかをみきわめたうえで根本的な原因疾患の治療を優先する。

❷ 慢性徐脈に急性期治療をする

血行動態に影響を与えない慢性徐脈に徒に急性期治療をおこなうことは避けるべきである。たとえば、スポーツマン心臓にみられる生理的徐脈では、迷走神経過緊張を伴い、刺激伝導系は正常である。甲状腺機能低下症、睡眠時無呼吸症候群といった全身疾患は、しばしば洞性徐脈を合併するが、あくまで、原因疾患の治療が肝要であり、生理的徐脈を含めて徐脈そのものは治療の対象とならない。基礎心疾患を有する慢性徐脈のなかには、徐脈が血行動態上、好ましい効果をもたらしている場合もある。たとえば、弁膜狭窄症、閉塞性肥大型心筋症を含む拡張能障害の症例では、徐脈は心拍出量の維持に必要な条件であり、その薬物による干渉は逆に症状の増悪を招くことがある。一方、心臓刺激伝導系の器質的異常を伴う病的徐脈の評価には、運動負荷心電図、24時間ホルター心電図、心臓電気生理学検査を用いた刺激伝導系の正確な評価が必要になることがある。加えて、ペースメーカーの適応の決定には、自覚症状の有無が因子になる。

❸ 安易にカテコールアミンを使用する

徐脈の薬物治療は、恒久的ペースメーカー植え込み術の適応症例以外は、一時的で姑息的な手段に過ぎない。すなわち硫酸アトロピン、カテコールアミン、一時的ペースメーカーの使用は、原因誘因改善までの時間獲得のための最短時間の手段に留める。基礎心疾患が存在する場合、QT延長症候群、電解質異常または敗血症のために代謝性アシドーシスが基調にあるような場合には、無闇なカテコールアミンの使用は心室性不整脈などの致死的な不整脈の誘因となる可能性がある。

不整脈

III 循環器

東海大学医学部内科　坂田　芳人

DO すべきこと

❶ 緊急度を判断する
❷ 生活習慣、薬剤服用の有無を聴取する
❸ 基礎疾患を認識する
❹ 背景にある器質的心疾患を認識する
❺ 血液検査を迅速にする

❶ 緊急度を判断する

　血圧や意識状態を含めたバイタルサインから血行動態を評価し、治療の緊急性を判断する。血行動態不安定な頻脈性不整脈に対しては、大量輸液の開始とともに即、電気的除細動を考慮する。一方、緊急の徐脈性不整脈に対しては、急速な輸液と硫酸アトロピンを静脈注射のうえ、一時的ペースメーカーの挿入をおこなう。上記の治療により、血行動態の安定化を図った後に、不整脈の同定と誘因、原因疾患についての検索を始める。12誘導心電図をおこなって不整脈を同定することが必須であり、特に不整脈の起始と終結のパターンは不整脈診断に重要な手がかりを与えてくれる。また、症状自覚のタイミング、過去の心電図との比較をしたうえで、不整脈が慢性的に継続しているものか、急性発症かを判断する。

❷ 生活習慣、薬剤服用の有無を聴取する

　生活習慣上、喫煙、カフェイン類、アルコールの過剰摂取は不整脈の誘因となる。服薬についても市販薬、処方薬に関わらず、精細な病歴聴取のうえ、細心の注意を払う必要がある。市販感冒薬中の交感神経刺激薬、テオフィリンやβ受容体刺激薬などの喘息薬は頻脈や期外収縮の誘因となる。種々の抗不整脈薬は、刺激伝導系の抑制、QT延長を含めて、逆に催不整脈作用を呈することがまれではない。日常臨床の場で頻用されるCa拮抗薬やβ遮断薬もしばしば徐脈の原因となりうる。ジギタリス中毒では、刺激伝導系の抑制と異所性自動能亢進のため、高度房室ブロックを伴った心房性頻拍や、房室接合部性頻拍、心室性頻拍など、複雑な不整脈の誘因となることがある。特に高齢者や腎機能低下例では中毒発症に注意する必要がある。

❸ 基礎疾患を認識する

　種々の基礎的内科疾患が不整脈の誘因となる。たとえば、慢性呼吸器障害、夜間睡眠時無呼吸症候群、肺高血圧症といった肺循環系に負荷がかかる状況では、しばしば、上室性不整脈、特に多源性心房性頻脈や心房粗細動が観察される。不整脈治療に先立って、呼吸器障害の治療が優先される。甲状腺機能異常では、洞頻脈もしくは徐脈を認めることが多い。慢性腎疾患、透析患者では、電解質異常、特に高カリウム血症や低カルシウム血症に伴い、洞徐脈、洞房ブロックや房室ブロック、また心室性不整脈を呈することがある。また薬物の過量蓄積、中毒をもたらして多様な不整脈の誘因となり、緊急透析が必要になる症例もある。さらに、膠原病、特に強皮症では刺激伝導系のブロック、またサルコイドーシスでは刺激伝導系の異常に加えて、ステロイドの添加が奏功する心室性頻脈を発症することがある。

❹ 背景にある器質的心疾患を認識する

　器質的心疾患の有無は不整脈の誘因となると同時に、治療方針の決定に大きな影響を与える。たとえば、高度大動脈弁狭窄症、閉塞性肥大型心筋症、重症虚血性心疾患や心室機能低下例では頻拍性不整脈の出現により、血行動態が急速に不安定になり、迅速な電気的除細動が考慮される。また器質的基礎心疾患を有する発作性心房細動では、血栓塞栓症の高リスク群に属するため、積極的な抗凝固療法をおこなう必要がある。虚血性心疾患は

種々の頻脈性（心室性、上室性）不整脈、ならびに刺激伝導系異常に伴う徐脈症候群の原因となるが、経皮的冠動脈形成術や冠動脈バイパス術などの血行再建により著明な改善をみることがある。重症左心機能低下を伴う心室性頻拍・細動例では、アミオダロンの服薬、ならびに植え込み型除細動機により、症候ならびに予後の改善効果が期待されるため、徹底した治療管理が必要になる。WPW症候群に合併した頻拍性心房細動発症時の薬物選択には細心の注意が必要であり、房室結節を抑制するような薬剤、たとえば、ジギタリス、β遮断薬、ベラパミル、ジルチアゼムといった刺激伝導系抑制作用は頻拍の増悪、また致死的心室細動を招きうることに留意する。

❺ 血液検査を迅速にする

電解質異常、血液ガス、甲状腺機能を把握して、基礎疾患の有無を評価する。ジギタリスをはじめ薬物中毒が疑われる場合、血中濃度を測定する。肝腎機能不全時の抗不整脈薬投与にはきわめて注意する。

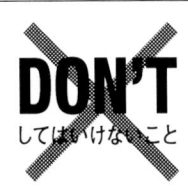

DON'T してはいけないこと

❶ 安易に抗不整脈薬を投薬する
❷ 急性、慢性発症の区別なく同様な治療をする
❸ 多彩な合併症を他臓器疾患と混同する

---

❶ 安易に抗不整脈薬を投薬する

血行動態に影響を及ぼすことがない不整脈は、時間をかけて評価することが可能であり、不整脈そのものの減少を目的として安易に抗不整脈薬の使用に踏み切るべきではない。抗不整脈薬が生命予後を改善する症例はきわめて限られており、むしろ腎機能、肝機能障害を有する患者、高齢者、全身状態不良の患者、特に透析患者では、薬物の蓄積による副作用が発現しやすく、逆に医原性不整脈の原因となり得る。器質的心疾患の合併例、運動誘発性の不整脈、高度な自覚症を伴う例、また心不全や血栓塞栓症といった合併症の予防が必要な例などは、病的意義が大きく、抗不整脈薬の使用が検討されるが、循環器専門医の指導の下、注意深い管理が必要とされる。

❷ 急性、慢性発症の区別なく同様な治療をする

急性慢性の判別は診療の方針に影響を与える重要な因子である。たとえば、発作性心房細動発症3日以内であれば、迅速で積極的な薬物的、電気的除細動を考慮するが、それ以上経過した例では、除細動に伴う血栓塞栓症のリスクを考慮して、心拍数のコントロールと抗凝固に治療の主眼が絞られることになる。慢性心房細動は多くの場合、器質的心疾患を合併しており、不用意な除細動は血栓塞栓症を合併し、また洞調律の維持が困難な症例も多い。慢性心房細動の頻脈化は、洞性頻脈と同様、心不全増悪、感染症、出血や脱水、呼吸不全といった全身状態を反映することが多く、不整脈よりもむしろ全身状態に注意が注がれるべきであることになる。一方、急性発症の不整脈に際しては、急性冠症候群、肺血栓塞栓症といった重篤な心血管疾患の一徴候であることを留意して、誘因となる原因疾患の検索をおこなう。

❸ 多彩な合併症を他臓器疾患と混同する

不整脈は多様な臓器に予期せぬ症状を引き起こすため、しばしば他臓器疾患として誤認されることがある。不整脈の発作に伴う心拍出量の低下が、てんかん発作や一過性脳虚血といった中枢神経系症状を引き起こしたり、狭心症や腹腔臓器の虚血に伴う多様な腹部症状の原因になることがある。また合併症としての血栓塞栓症が、多発性脳梗塞、心筋梗塞、腎梗塞、腸閉塞といった全身臓器に影響を及ぼし、痴呆症や血尿、腹痛といった非特異的な症状として出現することもある。このように多彩な臨床症状の根本的な背景に、治療可能な不整脈発作が潜んでいる可能性を見逃してはならない。

血圧上昇

III 循環器

東海大学医学部内科　坂田　芳人

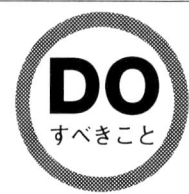

DO すべきこと
1. 発症のパターンにより病態を把握する
2. 緊急度の高い原因疾患をみきわめる
3. 標的臓器の障害の程度を把握する
4. 生活習慣、服薬を把握する
5. 基礎病態に沿った降圧薬を選択する

❶ 発症のパターンにより病態を把握する

急性の発症、もしくは慢性所見の増悪なのか、患者の平素の血圧と比較のうえで検討する。突発する重症の血圧上昇は、緊急性が高い中枢神経系、心血管系の重篤な疾患の発症を示唆する。また内分泌疾患の一症候としての高血圧、たとえば、甲状腺機能亢進症、褐色細胞腫などによるクリーゼの発症時には頻脈、多汗、振戦などの全身症状を伴い、血圧が激しく変動することが特徴的である。いずれも、原因疾患を確診のうえ、治療することが重要である。加えて、慢性的な高血圧症の増悪時には、降圧薬服用のコンプライアンス不良または服薬の自己中断(とくに中枢性 α_2 受容体刺激薬、β 遮断薬)、生活習慣の悪化などを考慮する。

❷ 緊急度の高い原因疾患をみきわめる

急激な血圧上昇の背景として、頭蓋内出血、解離性大動脈瘤、急性心筋梗塞、急性心不全、急性腎不全といった重要臓器の重篤な疾患が潜んでいることを考慮する。的確な理学的所見の獲得、つまり、神経学的所見、四肢の脈診や血管音の聴取、四肢の血圧測定、心音の聴取ならびに心電図の迅速な評価が手掛かりを与えてくれる。CT断層写真(とくに頭部、中枢神経系、また心大血管系)、心臓超音波、ならびに血液検査結果を総合して、これらの緊急症に対処する。

❸ 標的臓器の障害の程度を把握する

標的臓器の障害から、高血圧の持続の状況、また動脈硬化性変化の程度、降圧薬選択の手掛かり、降圧の緊急性を知ることができる。高血圧緊急症を発症すると、脳浮腫や脳血管循環障害に因む頭痛、知覚異常、てんかん、眼底出血といった中枢神経症状、また心血管系への影響として、心不全ならびに冠虚血症状などが出現する。また、蛋白尿の出現と伴に、一過性にクレアチニンが上昇し、腎機能の悪化を認める。このように標的臓器の障害を伴う緊急症は積極的かつ迅速な降圧が重要になる。経口薬に加えて、持続静脈注射薬を用いる必要性が高く、ニカルジピン、ニトログリセリン、ときとして、ニトロプルシッドによりようやく適切な降圧が得られる場合もある。過度の降圧による脳虚血症状、またニトロプルシッド使用時のシアン系代謝物の中毒症状(特に肝腎機能異常時)については注意を払うべきである。

❹ 生活習慣、服薬を把握する

血圧の上昇を引き起こす環境因子や薬物の摂取を把握する。たとえば、精神的興奮や緊張、苦痛、呼吸困難などは、交感神経系を介して、血圧を上昇させ、脈拍を亢進する。また自律神経に作動する薬剤(市販感冒薬に含有されている交感神経刺激薬、ならびに一部の漢方薬、また麻薬など非合法的薬剤)も高血圧の原因になり得る。白衣高血圧の適切な管理、診療室における血圧値を基準にした過度な降圧を避けるうえでも、家庭における血圧の測定モニター、24時間血圧測定が必要な場合がある。過度のストレスや、過剰な飲酒やカフェイン摂取の有無も把握する。

❺ 基礎病態に沿った降圧薬を選択する

予測される原因疾患の病態に合わせて、薬

剤の選択をおこなう。脳血管障害時や慢性的な高血圧の増悪時にはCa拮抗薬を中心に降圧を図る。急性大動脈解離や急性冠症候群の症例では、血管拡張薬単独では頻脈を招き血管壁へのストレスを増悪させる可能性があり、β遮断薬を加えることが望ましい。心不全合併例では、積極的にニトログリセリン製剤や利尿薬を用いることにより、高血圧と心不全の治療を同時におこなうことができる。急性腎不全に伴う高血圧では、ACE阻害薬やアンジオテンシン受容体遮断薬の使用には慎重を期し、Ca拮抗薬や、ニトログリセリン製剤で降圧を図ったうえ、透析を考慮する。また、甲状腺機能亢進症、褐色細胞腫による高血圧緊急症の場合にはおのおの、βならびにα受容体遮断薬を用いる。

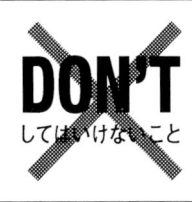

DON'T してはいけないこと

❶ 誘因の改善に先立って降圧を急ぐ
❷ 早急に急激な降圧をする
❸ 高齢者に若年者と同様の治療をする

---

❶ 誘因の改善に先立って降圧を急ぐ

血圧上昇の誘因の治療を最優先する。つまり、精神的興奮時には鎮静薬、喘息発症による呼吸困難時には気管支拡張薬、心不全時には利尿薬といった具合に、あくまで、原因に照準をあてた治療でまず反応をみるようにする。しばしば急性心不全、急性呼吸不全、ならびに急性腎不全の発症時、低酸素血症、体液の異常貯留などに伴う交感神経の亢進により、初診時に著しい血圧上昇をみることがある。ときに血圧上昇が急性心不全の原因もしくは結果なのか判別が難しい場合があるが、むやみに降圧治療を急ぐと、利尿やカテコールアミンによる急速な心不全の改善に相まって、過度の血圧低下を招くことがある。特に大動脈弁狭窄症や閉塞性肥大型心筋症を含めて拡張能障害を有する心疾患では、この傾向は顕著であり、血行動態は不安定になり易いため、注意が必要である。

❷ 早急に急激な降圧をする

過度の血圧下降に伴う臓器虚血症状には注意する。臓器の還流を落とすような過度な降圧は禁忌であり、脳虚血や狭心症、腹腔内臓器虚血症状、腎不全の増悪を生じることがある。特に、高齢者や頸動脈狭窄症の患者では、脳虚血による神経症状を誘発する可能性がある。また高血圧緊急症の脳循環は自己調節能を失っており、脳虚血に陥りやすいことに注意する。特に脳圧亢進時の血圧上昇は、脳還流を維持するための代償機構であり、一方で脳内出血の場合には出血を最小限に抑える必要もあるため、原因をみきわめたうえで、適確な降圧を図ることが肝要になる。

❸ 高齢者に若年者と同様の治療をする

高齢者と若年者、おのおのの特質にあった降圧療法を考慮する。高齢者では、降圧薬に対して、同量で過度の反応を示す場合も多く、またこの傾向はしばしばみられる脱水症などにより助長される。速攻型ニフェジピンの舌下は避けるべきである。脳血管や頸動脈狭窄症、さらに腎動脈や腹腔動脈狭窄症をときとして合併しており、過度また急速な降圧は虚血症状を誘引し、血栓形成の引き金になることがある。一方、若年者の本態性高血圧では、交感神経の緊張が亢進して、高レニンの状態が多いため、β遮断薬やACE阻害薬、アンジオテンシン受容体拮抗薬が奏功する場合が多い。また若年発症の高血圧では二次性高血圧症の検索を積極的におこなうべきであり、内分泌的な検索により根治可能な原因が見つかる場合もある。副腎皮質、髄質ホルモンの血中濃度、もしくは尿中代謝産物の測定、甲状腺機能の測定、腎機能や腎動脈狭窄の有無を評価する。

血圧低下

東海大学医学部内科　坂田　芳人

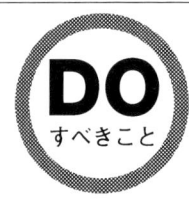

DO すべきこと
1. 血圧の降下と症状の相関を確かめる
2. バイタル所見から誘因を探る
3. 体液量を評価する
4. 緊急を要する心血管系疾患を判別する

❶ 血圧の降下と症状の相関を確かめる

　急性の血圧降下は、重篤な疾患の一徴候であることが多い。中枢神経系をはじめ重要臓器の還流障害を伴うため、著明な自他覚症状を訴える。一方、慢性的な低血圧においては無自覚、無症状であることが多い。血圧の降下の度合いと理学的所見の食い違いをみるときは、血圧の実測値を慎重に再評価する必要がある。四肢末梢動脈に有意狭窄が存在したり血栓塞栓症で動脈が閉塞している場合には、実際の血圧が末梢の測定に反映されないことがある。また心房細動などの不整脈による血圧値の変動や、高度な肥満、浮腫の存在も正確な血圧の評価を難しくする。頸部、鎖骨下で血管性雑音の有無をチェックし、両側上肢、または下肢も含めた脈診、血圧測定を考慮する。

❷ バイタル所見から誘因を探る

　血圧低下時の全身状況の把握はきわめて重要である。発熱の有無、脈拍数、四肢の体温や色調、発汗、意識状態などのバイタルサインを迅速に把握する。頻脈、末梢血管の拡張は敗血症など、重篤な感染症を示唆する。頻脈に伴う、四肢の冷感、チアノーゼは、循環血液量の虚脱、すなわち大量出血、心原性ショックの可能性を示唆する。一方で、徐脈に伴う四肢の冷感、チアノーゼは、迷走神経過緊張、徐脈性不整脈、急性心筋梗塞時（特に下壁心筋梗塞）発症時、また大量出血の超急性期、大血管系の緊急症（たとえば、腹部大動脈瘤切迫破裂）外傷時にみられる所見である。奇脈がみられたら、心タンポナーデを疑うが、著明な心肥大、心房中隔欠損症、高度な閉塞性呼吸器障害を合併例では出現しない場合もある。

❸ 体液量を評価する

　脱水、出血に伴う循環血液量の減少も血圧降下の原因となる。皮膚や頸静脈の緊張度、起立性低血圧の有無、脈診によりおおむね把握できるものである。脈診上、立ち上がりの遅延は大動脈狭窄症、二峰性脈は閉塞性肥大型心筋症を、また脈圧が狭小化した微弱な脈は、体液量の減少また心臓ポンプ失調を示唆するものである。起立性低血圧の有無は、循環血液量と末梢血管の緊張状態を反映する。循環血液量の減少に加えて、末梢、中枢神経レベルの自律神経系の異常、すなわち昇圧反射の不全でも認められる。

❹ 緊急を要する心血管系疾患を判別する

　急性の血圧低下を伴う循環器疾患は迅速な対処が必要になる。心肺循環系で著しい抵抗となりうる高度な僧房弁、大動脈弁狭窄症、閉塞性肥大型心筋症、肺血栓塞栓症、心タンポナーデの有無、また心臓のポンプ能に影響を与える広範は急性心筋梗塞の発症、また不整脈の発症を考慮する。これらは、心音、脈診、また心電図や心臓超音波により比較的迅速に診断をつけることができる。いずれも、大量の輸液とカテコールアミンにより血行動態の安定化を図る。血圧降下を伴う高度大動

脈弁狭窄症では緊急弁置換術が考慮される。心臓タンポナーデは、急速な循環動態の虚脱を認める場合があり、緊急心嚢穿刺の適応を考慮する。血行動態が不安定な上室性、心室性頻拍症には直流電気的除細動により対処する。一方で徐脈性不整脈には緊急一時的ペースメーカーの挿入をおこなう。急性心筋梗塞は広範な心筋障害、右室梗塞の発症により、血圧の降下を招くことがあり、経カテーテル的冠動脈形成術などの緊急血行再建に加え、カテコールアミンなどの強心薬、大動脈バルーンポンプが考慮される。また肺動脈血栓塞栓症は、寡動、術後や外傷後、脱水、低心機能などの高リスク患者に、急性の血圧降下と呼吸不全を発症する。循環動態のサポート以外に抗凝固療法、血栓溶解療法に加え、経カテーテル的、または外科的な血栓除去術が必要な場合もある。

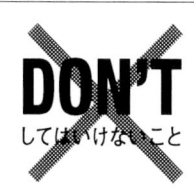

DON'T してはいけないこと

❶ 一時点の血圧を絶対視する
❷ 血液所見を過信する
❸ 安易にカテコールアミンを投与する

---

❶ 一時点の血圧を絶対視する

ある一時点の血圧から病態や重症度を判断してはならない。臨床的に有意な低血圧は相対的な問題であり、平常時の血圧と比較した変動と進行の度合いが、重症度や緊急度と比例する。たとえば、120/70という血圧は、平素の血圧が170/90の患者にとっては、相対的かつ臨床的有意な低血圧であり、活動性出血または心臓タンポナーデなど、きわめて重篤な病態の初兆でありえる。また血圧が下がる時点に先立って、服薬、処置の有無がなかったかなど、誘因・原因の検索をおこなうことが重要である。薬物や食物アレルギー（特にアナフィラキシー）、過度な降圧薬の作用、大量の利尿、手術的処置に伴う出血、また抗凝固薬や血栓溶解療法などに伴う出血などが急性の血圧降下の原因となりうる。明確な誘因の把握が、治療を決定することはいうまでもない。

❷ 血液所見を過信する

急性の失血の場合でも、血中ヘモグロビン値の下降に反映されるためには、発症後、3〜4時間の時間差が必要となる。慢性的な脱水症、また低アルブミン血症の患者は血管内脱水をきわめて生じ易く、血液学的検査上、高ヘモグロビン、腎機能低下、また尿酸値の上昇に反映されることがある。尿素窒素の上昇は脱水のみならず、消化管出血など体内における異化の亢進を示唆することがある。ただし、血液検査の異常が顕在化するには、ある程度の時間を要するため超急性期、急性期には著明な異常値を呈することがないことに留意する。

❸ 安易にカテコールアミンを投与する

正確な循環器疾患、体液バランスの診断を得ずに、安易な昇圧目的にカテコールアミン投与することは避けなくてはならない。心肥大や脱水により心室内腔が狭小化している場合、肥大型心筋症が存在する場合、頻脈性不整脈が存在する場合には陽性変力変時作用により逆に、血圧の降下は増悪する場合がある。血圧維持を目的として積極的な輸液がおこなわれるべきであるが、心原性ポンプ失調、末梢血管抵抗の降下、循環血液量の減少といった各因子の関与を検討するうえで、右心カテーテルを用いた積極的な血行動態の評価が必要な場合がある。

悪心・嘔吐

Ⅳ 消化器

帝京大学医学部内科　山本　貴嗣　久山　泰

DO すべきこと

❶ 問診を十分にする
❷ 随伴症状に留意する
❸ 症状により投薬する
❹ 不安を取り除く努力をする
❺ 誤嚥の有無を確認する

❶ 問診を十分にする

　悪心とは心窩部や前胸部に起こるムカムカした不快感であり、嘔吐とは胃内容物が急激かつ強制的に食道を経て排出されることである。これらは消化器疾患のみならずさまざまな全身性疾患に付随して起こりうる。その原因は中枢性と末梢性（反射性）に大別される。すなわち、嘔吐中枢（中枢神経系のchemoreceptor trigger zone；CTZ）への直接刺激で起こる場合（脳圧亢進をきたす疾患や迷路症状など耳鼻科疾患）と、腹腔内臓器から自律神経系を介して間接的に刺激される場合（消化器疾患、腹膜疾患、泌尿器、生殖器疾患など）である。原因になりうる疾患は多岐にわたるため、鑑別診断をおこなううえで十分な問診の聴取が必須である。急性発症か慢性的か、吐物の性状（未消化物、血性、胆汁色、便臭の有無）、食事との関係、また既往・現病歴（高血圧、糖尿病、悪性疾患、腹部手術、外傷など）、内服薬についても聴取する。ジギタリスやモルヒネはCTZを刺激して悪心を引き起こすことが知られている。特殊な場合として、抗悪性腫瘍薬投与後に起こる悪心、嘔吐などがある。また妊娠可能年齢の女性の場合には、必ず妊娠の可能性を確認し、疑わしい場合には妊娠反応を調べる。

❷ 随伴症状に留意する

　悪心、嘔吐はほかに症状を伴うことが多い。腹部症状として、食後の心窩部不快感、腹痛（排便や嘔吐による軽快の有無）、便通異常などを伴う場合は消化器疾患を疑って精査をおこなう。意識障害、頭痛、めまいを伴う場合は中枢神経系疾患（内耳疾患を含む）の可能性を念頭におき、頭部CT、MRIや耳鼻科的検査をおこなう。そのほか発熱、体重減少、視野異常、胸痛、呼吸症状などを伴うことがあり、これらの随伴症状によって考えるべき疾患が絞られてくるので、更に血液検査や画像検査を進める。

❸ 症状により投薬をする

　診察をすすめながら、症状の強さにより対症的治療をおこなう。症状が強いときは薬物の経口的投与が困難なことが多く、筋肉内あるいは静脈内投与をおこなう。フェノチアジン系薬剤（prochlorperazine：ノバミン®、chlorpromazine：ウインタミン®）は直接CTZに作用して制吐作用を示す。抗ヒスタミン薬（diphenhydramine：トラベルミン®）はCTZや迷路に対して制吐作用を有するため、内耳疾患の場合に投与される。胃内容物の停滞が原因であれば、消化管運動機能改善薬（metoclopramide：プリンペラン®、domperidone：ナウゼリン®）が有効であり、嘔吐中枢にも作用し頻用されている。抗悪性腫瘍薬投与後の悪心、嘔吐には5-HT3受容体拮抗薬が有効である。

❹ 不安を取り除く努力をする

　悪心、嘔吐は患者に強い不安感を与えることが多く、そのために症状が悪化したり診察

が難しくなることがあるので、病状や治療方針を十分に説明しなるべく不安を取り除くよう努める。

❺ 誤嚥の有無を確認する

嘔吐を呈した例では、吐物を誤嚥して肺炎を併発し、呼吸状態が急激に悪化することがある。特に、意識障害をきたしている場合や高齢者ではその危険性が高い。胸部の診察やレントゲンで誤嚥の有無を確認し、呼吸状態の評価をおこなう。また、その後の誤嚥を防ぐため、体位ドレナージ（左側臥位）、場合によっては胃管挿入をおこなう（ただし、胃管の挿入手技によって嘔吐を誘発することがあるので注意する）。

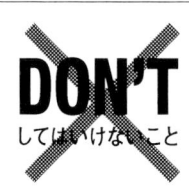

DON'T してはいけないこと

❶ 十分診察をせずに投薬をする
❷ まず上部消化管内視鏡検査をする
❸ 機械的腸閉塞に消化管運動機能改善薬を投与する
❹ 妊娠の可能性があるのに安易に投薬する

---

❶ 十分な診察をせずに投薬をする

悪心、嘔吐は前述のように、全身性疾患の一症状として表れることがある。投薬により症状が一時的に緩和され診断が難しくなり、その間に病状が進行するということもあるため、迅速かつ的確に診察をおこなう（当然であるが、対症的治療をおろそかにするということではない）。

❷ まず上部消化管内視鏡検査をする

悪心・嘔吐は消化器症状ではあるが、出血を伴っていない限り緊急内視鏡検査の必要性は少ない。むしろ、悪心、嘔吐を増悪させ苦痛を与える可能性があるので、上部消化管内視鏡検査の適応や施行のタイミングについては慎重に判断する。

❸ 機械的腸閉塞に消化管運動機能改善薬を投与する

消化管運動機能改善薬は消化管の蠕動を亢進させ、内圧を上昇させる。消化管の物理的な通過障害がある場合には更に症状を増悪させるため禁忌である。まず、消化管閉塞の有無を画像検査で確かめる

❹ 妊娠の可能性があるのに安易に投薬する

フェノチアジン系薬剤やdomperidone（ナウゼリン®）は妊婦には使用禁忌であり、注意を要する。

胸やけ・げっぷ

IV 消化器

帝京大学医学部内科　山本 貴嗣　久山 泰

DO すべきこと
1. 病歴をよく問診する
2. 基礎疾患の有無を検索する
3. 日常の生活指導をする
4. 薬物投与を検討する

❶ 病歴をよく問診する

　胸やけは日常診療でよく遭遇する症状であり、胸骨下部から心窩部にかけて起こる灼熱感のことをいうが、人によりその訴えはさまざまで、「胸がしみる」、「胸が痛い」、「苦い水があがってくる」、「飲み込みにくい」などと表現される。げっぷは胃内に貯留したガスが食道を経て口腔より放出される現象である。このような症状を訴える場合には、まず胃酸逆流症などの消化器疾患を念頭におき、十分問診をおこなう。症状出現のタイミング（食事との関係）、持続時間、普段の食生活について（規則的か、深夜に飲食しているか、アルコール、喫煙の有無など）を聴取し、関連がありそうなら消化器疾患を、そうでなければ胸部や心疾患などを考える。また咽頭違和感、嗄声などの耳鼻咽喉頭症状や慢性咳嗽、喘鳴などの呼吸器症状がないかどうかも確認する。著明な食欲低下や体重減少を認める場合には、上部消化器の器質的疾患や精神的疾患を念頭に迅速に精査をおこなう。

❷ 基礎疾患の有無を検索する

　もっとも疑われる原疾患は胃食道逆流症であるが、そのほかにも虚血性心疾患、胸部疾患などの可能性があるため、既往歴、現病歴を十分聴取する。基礎疾患を有する場合は、現在服用している薬剤を確認する必要がある（Ca拮抗薬、テオフィリン、抗コリン薬などは下部食道括約筋圧を低下させることが知られている）。また基礎疾患が明らかでない場合にも、潜在的に糖尿病や膠原病（シェーグレン症候群や強皮症）など消化管運動低下をきたす疾患がないかどうかを検索する。スクリーニング検査としては、血液検査（心原性酵素の変化、貧血の有無などの確認）、心電図（虚血性変化の確認）、胸腹部レントゲン（異常ガスの有無、便秘の状態の確認）などを施行する。

　スクリーニングをおこなった後、その必要性を十分に説明したうえで上部消化管内視鏡検査を施行する。特に若年者、食道裂孔ヘルニア合併例、精神的要素が多い場合などでは、検査自体にかなりの苦痛を伴い、検査後に一時的に症状が増悪する可能性があることも十分納得してもらう必要がある（場合により、投薬治療を先行させることもある）。しかし、出血や狭窄症状（食物の通りが悪いなど）がある場合には準緊急的に迅速に内視鏡検査をおこない、器質的疾患の有無を確認する。

❸ 日常の生活指導をする

　胃食道逆流症が疑われる場合、一般的な生活指導として、食道への直接刺激を避ける（喫煙・飲酒・刺激物の禁止など）、胃の内圧上昇を避ける（多量摂食・高脂肪食・炭酸飲料を避ける、肥満・便秘の解消など）、胃酸逆流を防ぐ（食直後の横臥を避ける、就寝時に頭高位を保つ）などがあげられる。また、ストレスも増悪因子と考えられており、可能な限り避けるよう指導する。

❹ 薬物投与を検討する

治療は当然原疾患に対するものが第一である。胃食道逆流症と診断された場合や疑わしい例では、症状をみながら内科的治療を開始する。胃食道逆流症において治療の中心となるのは酸分泌抑制薬である。近年プロトンポンプ阻害薬（omeprazole, lansoprazole, rabeprazole）の有効性が明らかにされており、第一選択薬と考えられている。内視鏡的に診断できる胃食道逆流症例のみでなく、内視鏡では所見のない症例においても、同系薬剤の投与により症状が改善することがあることが報告されている。症状の強さによりヒスタミンH_2拮抗薬と使い分けることも多い。

内科的治療に抵抗する場合には、24時間食道pHモニタリング法による胃酸逆流の確認をおこなう。また、場合により他疾患の可能性を再度検索する。

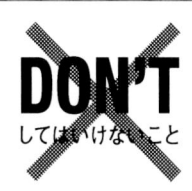

DON'T　してはいけないこと

❶ 高齢者を若年者と同様に扱う
❷ 消化器症状と決めつける

---

❶ 高齢者を若年者と同様に扱う

高齢者の場合、若年者と比較して自覚症状に乏しい場合があり注意を要する。円背など胸郭の変形を伴っている場合には高度の逆流性食道炎を合併していることが少なくないが、そのような場合でも出血や通過障害などの症状により、ようやく診断されることもある。

基礎疾患があり常用薬が多数ある場合、その副作用で症状を悪化させていないかどうかを確認し、場合により薬剤の変更を考慮する。また、投薬治療をおこなう際には、併用による相互作用に注意する。

❷ 消化器症状と決めつける

胸やけを呈する場合の多くは消化器疾患であるが、まれに循環器疾患や呼吸器疾患から生じることもあり注意が必要である。たとえば、狭心症による前胸部痛を「胸やけ」と表現する場合もある。消化管のみでなくほかの疾患のスクリーニングを必ずおこなう。また消化管内視鏡検査の際それらの基礎疾患を増悪する可能性があるので、施行前に確認する。

しゃっくり

帝京大学医学部内科　山本　貴嗣　久山　泰

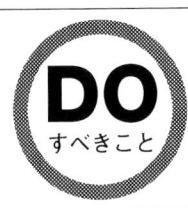

DO すべきこと
1. 原因となりうる器質的疾患の有無を検索する
2. 不安を取り除く努力をする
3. 物理的処置を試みる
4. 全身状態により薬物治療を検討する

❶ 原因となりうる器質的疾患の有無を検索する

　しゃっくりは、横隔膜や肋間筋などの呼吸筋が不随意に収縮し、同時に声門が一過性に閉鎖するために起こる。多くの場合胃の過伸展やアルコール摂取あるいは心因性に生じ、一過性で短時間のうちに自然消失するが、ときに長時間（48時間以上）持続し、QOLを損なうことがある。その場合には原因となりうる器質的疾患の有無を検索する必要がある。横隔膜は、第3～5頸髄から出る横隔神経の遠心路と迷走神経の求心路により支配されており、その経路に何らかの刺激が加わるとしゃっくりが生じる。つまり、脳圧亢進をきたす中枢疾患（腫瘍、炎症、血管障害、中毒など）、神経刺激を生じる頸部・胸部疾患（縦隔腫瘍、胸膜炎など）、直接横隔膜刺激をきたす疾患（腹腔内腫瘍・炎症、腹部手術後、腹水など）が原因となりうる。長時間持続例や反復する例では、その神経支配を念頭において、胸腹部レントゲン検査や超音波検査、CT等の画像検査により上記器質的疾患の有無を検索する。

❷ 不安を取り除く努力をする

　基礎疾患がない場合には、しゃっくりが長期間続くことがあっても、それが生命の危険に直結することは少ない。しかし、自覚的にはかなりの苦痛を伴うものであり、患者本人のみならず家族など周囲の者が強い不安感を持つことがまれではない。病状や治療方針などについて十分に説明をおこない、理解を得ることが大切である。治療としてはまず物理的処置や経過観察をおこなうが、患者の不安に配慮せず、十分な理解を得られていないままだと、「放置されている」とか「何もしてもらえない」といった不満や不信感につながっていくこともある。治療・検査方針を明確にし、十分に説明して理解を得ることが重要である。また、精神的な要因から生じるしゃっくりの場合はときに難治性であり、そのような例では精神的不安を取り除くことが原因の治療につながる。

❸ 物理的処置を試みる

　絶対的なものはないが、経験的にさまざまなものが有効とされている。患者自身でおこなえるような機械的刺激法もいくつかあり、まず指導して試みる。例としてはスプーンなどによる咽頭刺激、舌の牽引、息こらえ、くしゃみや咳をする、冷水を飲む、胸膝位をとるなどである。それらの効果が認められない場合には、眼球圧迫、鼻咽頭部へのカテーテル刺激、刺激物点鼻、頸動脈洞マッサージ、胃内容物吸引、紙袋による再呼吸（$PaCO_2$を上昇させる）などが有効なことがある。

❹ 全身状態により薬物療法を検討する

　長時間持続例や反復する慢性難治性のしゃっくりは、食事摂取を妨げたり睡眠障害を伴い、体力の消耗をきたして予後に影響を与える可能性がある。このような場合、あるいは

精神的不安が強く日常生活に支障をきたす場合には薬物治療などを検討する。

(1) 中枢性筋弛緩薬(baclofen；リオレサール®、ギャバロン®)

難治性しゃっくりに対する高い有効性が報告されている。5mgを12時間ごとに投与し、3日間経過観察して無効であれば10mgまで増量する（1日当たり30mgまで増量可、筋弛緩作用が強いので、少量より投与する）。

(2) 向精神薬(chlorpromazine；コントミン®、ウインタミン®)

経口投与が不可能な場合、chlorpromazineの静脈内投与が有効とされる。25～50mgをゆっくり投与する（8時間ごと）。催眠、鎮静効果があり注意する。

(3) 消化管運動促進薬(metoclopramide；プリンペラン®、テルペラン®)

10mgを4時間ごとに静脈内投与する。有効な場合は、経口投与にして継続する。

(4) ベンゾジアゼピン系薬(clonazepam；ランドセン®、リボトリール®)

0.5～1.0mgを8時間ごとに経口投与する。ただし、同系薬剤がしゃっくりを増悪するという報告もあり注意する。

(5) 漢方薬

芍薬甘草湯、半夏瀉心湯、柿のへたなどが有効とされている。

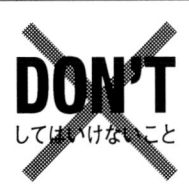

DON'T してはいけないこと

❶ 患者の精神的苦痛を軽視する
❷ 過度に物理的刺激を加える
❸ 安易に薬物治療をする

---

❶ 患者の精神的苦痛を軽視する

しゃっくりが続くことにより、患者が不安などの精神的苦痛を覚える場合は少なくない。病状および治療方針の十分な説明はもちろんのこと、患者の精神面に配慮して診療をおこなう。ときに精神面への配慮から早めに投薬治療を検討することも必要である。

❷ 過度に物理的刺激を加える

物理的処置には迷走神経を刺激することによりしゃっくりを抑制するものであり、循環器系および呼吸器系に影響を及ぼすことがある。そのため、心肺機能に障害のある場合には、過度に刺激をおこなわないようにする。

❸ 安易に薬物治療をする

しゃっくりに有効とされている薬剤は、いずれも注意すべき副作用があり、baclofenは筋弛緩、chlorpromazineやclonazepamは催眠、metoclopramideは錐体外路症状に注意する。しゃっくりそのものが生命予後にかかわる可能性が高くないため、これら薬剤を安易に投与したり漫然と継続することは避けるべきである。また投与を開始する際には、少量から投与をおこなうことを原則とし、副作用に十分注意する。

吐血・下血

防衛医科大学校第二内科　吉村　昇　三浦総一郎

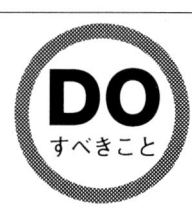

IV 消化器

DO すべきこと

❶ 吐血・下血の状況を把握する
❷ バイタルサインをチェックする
❸ 出血性ショックに対応する
❹ 既往歴を把握する
❺ 緊急内視鏡検査をする

❶ 吐血・下血の状況を把握する

　吐血・下血の場合、その量や性状を確認する。吐血の場合、喀血との鑑別を、嘔吐とともに排出されたのか（食物残渣・凝血塊の混入があるかないか）、あるいは泡沫液状の物が排出されたのかを把握する。下血の場合、色調の情報をもとに、上部消化管からの出血（一般的に黒色便やタール便となる）か下部消化管（暗赤色～暗褐色便）か直腸・肛門からの出血（鮮紅色便となる）かを大まかに鑑別する。ただし、その情報にとらわれすぎず直腸指診をおこない確認する。

　また吐血では、暗赤色やコーヒー残渣様の色調であるのが一般的だが、鮮紅色の吐血では、急激かつ大量の出血をきたす食道静脈瘤破裂やマロリー・ワイス症候群を考慮する。鼻出血・口腔内出血を嚥下したものを吐出する場合もあり、鮮紅色にも暗赤色にもなりうる。

❷ バイタルサインをチェックする

❸ 出血性ショックに対応する

　吐血・下血をきたす疾患は、主に消化管出血であり、高頻度に出血性ショックを引き起こす原因となりうる。バイタルサインのチェックは必須であり、問診より優先させる必要がある場合もある。

　まず意識・呼吸の有無を確認し、意識障害や吐物による窒息の場合は、まず気道確保に努める。次に血圧・脈拍数をもとに出血性ショックの有無を確かめる。吐血の際には迷走神経反射が起こるため、出血量がさほど多くなくても低血圧性ショックを呈し対応を要する。

　診察時にはチアノーゼの有無、腹部の圧痛の有無（胃・十二指腸潰瘍）、黄疸、腹水、くも状血管腫などの肝疾患症状（食道静脈瘤破裂）の有無に着目する。

　緊急静脈確保する際は、鎖骨下穿刺を避け末梢静脈からのラインをとり、乳酸加リンゲルを第1選択とする。また適宜輸血をおこない、出血性ショックからの回復を第一に努める。

❹ 既往歴を把握する

　胃・十二指腸潰瘍の既往の有無、副腎皮質ステロイド薬や解熱鎮痛剤、抗凝固薬の服用の有無、肝疾患や食道胃静脈瘤の既往の有無、飲酒歴を問診する。そのほか、手術や内視鏡検査・治療の既往、外傷・精神的ストレスの有無を問診する。

❺ 緊急内視鏡検査をする

　気道確保ができており、バイタルサインが回復している段階で内視鏡検査をおこなう。内視鏡検査をおこなうにあたっては、出血部位の同定のみならず止血処置を目的としておこなう。したがって、内視鏡検査の経験を十分に有し一定の技量を持つ医師のもとで、十分な人手のある状況でインフォームドコンセントに基づきおこなう。また、止血処置の準備は内視鏡検査前に、十分な対応ができるよう処置器具をそろえておく。

　ショックでは迷走神経が優位であるため、プレメディケーションとして副交感神経遮断薬や抗コリン薬を投与する。鎮静剤は血圧低

下が懸念される場合は用いない。

　緊急上部消化管内視鏡検査では、あらかじめ胃管を挿入して胃洗浄をおこなうことが望ましい。胃管挿入時に粘膜面を損傷しないように注意する。十分な量の冷水を用意し、胃管からの排液が透明になり血塊が混じらなくなるまで洗浄をおこなう。胃内に血塊が大量に貯留していると内視鏡の視界が不十分となり、出血部位の検索に時間を多く割いてしまう可能性がある。

　緊急下部消化管内視鏡検査では、十分な前処置（腸管洗浄）がおこなうことができない場合が多いが、その場合の出血部位の同定は非常に困難である。経口腸管洗浄剤や浣腸を極力おこなって視界を得られるように努める。

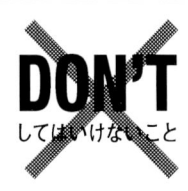

DON'T してはいけないこと

1. インフォームドコンセントを十分に得ずに止血処置をする
2. 少量の吐血・下血をおろそかにする
3. 状態を把握せず、内視鏡検査をする
4. 内視鏡検査での止血に執着する

❶ インフォームドコンセントを十分に得ずに止血処置をする

　内視鏡的止血処置に際しては、インフォームドコンセントを十分に得たうえでおこなう。すなわち、内視鏡処置中に迷走神経反射により低血圧をきたしたり、止血処置によりかえって出血を助長することは起こり得る。必要性・緊急性と偶発合併症について、十分に理解を得る必要がある。

❷ 少量の吐血・下血をおろそかにする

　実際の出血量全体と吐血・下血の量とは必ずしも合致せず、申告された吐血・下血量が少ないからといって病態を軽視してはならない。チアノーゼやバイタルサイン、血液検査成績などをもとに、出血状態をよく把握する。また、内視鏡観察の時点で出血していない場合にも再出血の可能性の高い露出血管の処置をおろそかにしてはいけない。

❸ 状態を把握せず、内視鏡検査をする

　意識障害がある場合は、気道確保をおこなっておかないと誤嚥の可能性があり、病態を危険にする。特に上部消化管内視鏡を緊急におこなう際には、誤嚥の可能性が高いため注意を要する。胸部・腹部のX線を撮影しておくことが望ましい。

　出血性ショックを呈している場合には、静脈ラインを確保し点滴・輸血をおこなう。内視鏡検査時には、迷走神経反射を惹起するほか、止血処置により出血を助長する場合もあるため、注意を要する。

　全身状態の悪化が吐血・下血による出血性ショックに起因するのではなく、出血の原因となりうる敗血症・肝不全・腎不全など重篤な合併疾患の進行による場合があり、出血のみにとらわれてはならない。

❹ 内視鏡検査での止血に執着する

　近年、緊急内視鏡検査による止血処置の成功率はきわめて良好な成績を収めており、治療の第一選択となることは疑いない。ただし、全身状態不良時におこなう緊急内視鏡により、状態がどんどん悪化することを考慮し、出血源の検索や止血処置に時間がかかる場合は、無理をしないみきわめも大切である。胃食道静脈瘤からの出血が疑われる場合にはSengstaken-Blakemore tubeの留置を考慮する。

　Interventional radiologyによる止血治療や、緊急手術がおこなえるように、各部署との連携を密にする。待機的に再度内視鏡検査をおこなうなど、臨機応変に対応することを心懸ける。

上腹部痛

IV 消化器

防衛医科大学校第二内科　吉村　昇　三浦総一郎

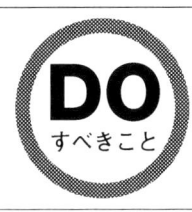

DO すべきこと
1. 腹痛症状、腹痛以外の症状について問診する
2. バイタルサインをチェックする
3. 触診にて圧痛部位などを検索する
4. 適宜X線検査など必要検査をする
5. 適宜、経鼻胃管挿入をする

❶ 腹痛症状、腹痛以外の症状について問診する

まずは腹痛の原因疾患を鑑別しなければならない。上腹部痛をきたした患者は、「胃のあたりの痛み」を表現することが多い。ところが、上腹部痛をきたす疾患は胃潰瘍・十二指腸潰瘍をはじめとする消化器疾患のみならず、急性心筋梗塞や狭心症、大動脈解離などの循環器疾患でも胸痛でなく心窩部痛として訴える場合があるので注意を要する。

症状を問診するポイントは、疼痛の発症のしかた、部位、痛みの性質、誘因、前駆症状などについて聞くことである。また、同様の腹痛の既往（潰瘍、結石など）、開腹術の既往、外傷、常用薬、妊娠などについて聞く。

さらに、随伴症状の有無についても必ず問診する。悪心、嘔吐、吐下血、便通、尿の肉眼所見、発熱、黄疸、背部痛などについて聞く。

❷ バイタルサインをチェックする

診察の第一段階として、バイタルサインをとり重症度を把握する。日常診療で遭遇する上腹部痛を訴える患者は多く、そのすべてに対しバイタルサインをとれない状況は起こりうるが、急性の腹痛や、ショックを呈する場合（急性腹症）、吐下血を伴う場合には欠かさずとる。

また、腹痛の原因が炎症であることが多いので、発熱の病態を知ることは重要な鑑別につながる。

❸ 触診にて圧痛部位などを検索する

問診・視診に引き続き、打聴診・触診をおこなっていく。視診で腹部膨隆、蠕動不穏、静脈怒張、手術創の有無、ヘルニアなどをみる。打聴診では腸蠕動音の亢進、消失、肝脾濁音界、波動、鼓音などをみる。触診では、腹壁の緊張の有無、筋性防御、圧痛点、Blumberg徴候、腫瘤、臓器の腫脹を診察する。

圧痛部位により、心窩部では胃・十二指腸潰瘍、急性膵炎、急性虫垂炎の初期などを、右上腹部では十二指腸潰瘍、胆嚢炎、胆管炎、肝損傷などを、左上腹部では胃潰瘍、急性膵炎、脾破裂などを考慮する。

筋性防御やBlumberg徴候は、急性腹膜炎の重要なサインとして、緊急開腹術の適応を検討する必要がある。

❹ 適宜X線検査など必要検査をする

上腹部痛を主徴とし、消化管穿孔や急性膵炎などによる急性腹膜炎が疑われる場合や、腸閉塞が疑われる場合を始め、胸腹部X線により得られる情報は多い。free air像や腸管内ガス像（鏡面像）、腹腔内貯留液（傍結腸溝の開大）、腸腰筋陰影の消失、結石陰影、石灰化像、実質臓器の位置・大きさ、横隔膜陰影（挙上、不鮮明）、大腸内便塊、胆道内ガス像などについて読影をおこなう。

そのほか、血液生化学検査や尿検査にて白血球増多、血清・尿アミラーゼの上昇、ビリルビンや肝胆道系酵素の上昇、CKの上昇、

尿潜血反応などの有無を調べる。
　続いて、心電図検査、腹部超音波検査、内視鏡検査などを順次おこなっていく。

❺ 適宜、経鼻胃管挿入をする
　臨床症状・諸検査をふまえて、適宜、経鼻胃管を挿入し、上部消化管内の情報を得る。経鼻胃管の挿入により、比較的安全に消化管液や残渣・ガスの貯留や、血液の貯留の情報が得られるほか、消化管内の減圧治療としても有用である。ただし、腸閉塞で胃管での減圧が不十分な場合には、X線透視下にイレウス管を挿入・留置する。
　特に、上部消化管内視鏡検査が不可能な場合に、出血の情報を得るには有効な手段であり、挿入に引き続いて胃洗浄をおこなうことも可能である。

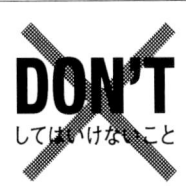

DON'T してはいけないこと

❶ 診断がつく前に鎮痛薬を投与する
❷ 妊娠の可能性がある女性にX線検査やCT検査をする
❸ 消化管穿孔が疑われる場合にバリウムを用いたX線検査や内視鏡検査を施行する
❹ 急性膵炎を見逃す

---

❶ 診断がつく前に鎮痛薬を投与する
　鎮痛薬の投与は、安易におこなってはならない。腹痛が激烈で、入院治療を前提とする場合に限り、鎮痙薬やオピオイド(非麻薬性鎮痛薬)の投与を考慮する。
　上腹部痛の原因疾患の頻度としては、急性胃炎、消化性潰瘍がもっとも多いが、非ステロイド消炎鎮痛薬は病態を悪化させる可能性があるため、投与を控える。
　また、抗コリン作用を有する鎮痙薬は、消化管蠕動、尿管攣縮、胆嚢攣縮を抑制し、腹痛全般に速やかな効果が期待できるが、腸閉塞の有無、心疾患の有無、緑内障の有無、前立腺肥大による尿閉の有無を確認してから投与する。
　より速やかで強い鎮痛効果が得られるオピオイドの投与時には、呼吸抑制の副作用に十分注意して投与する。急性膵炎に対する鎮痛に用いる場合は、Oddi括約筋の収縮作用に拮抗させるため、副交感神経遮断薬を併用して用いる。

❷ 妊娠の可能性がある女性にX線検査やCT検査をする
　妊娠可能年齢の女性にX線検査、CT検査をおこなう前に、必ず妊娠の有無を確認する。

❸ 消化管穿孔が疑われる場合にバリウムを用いたX線検査や内視鏡検査を施行する
　消化性潰瘍や虫垂炎、憩室炎などの穿孔が疑われる場合、バリウムを用いたX線検査や内視鏡検査は腹膜炎を悪化させるため、施行してはならない。
　ただし、すでにCT検査などにより十二指腸潰瘍の穿孔が診断されている場合に内視鏡的に縫縮術、大網充填術の手技をおこなう施設もある。

❹ 急性膵炎を見逃す
　血清アミラーゼ値の数値によらず、急性膵炎は常に鑑別診断として考慮しなければならない。慢性膵炎の急性増悪の場合、血清アミラーゼ値の上昇しない場合も少なくない。尿アミラーゼ値も上昇しない場合もあるため、急性膵炎を疑った場合は、超音波検査、腹部CTなどの画像診断を平行しておこない、早期診断を心掛ける。

下腹部痛

防衛医科大学校第二内科　吉村　昇　三浦総一郎

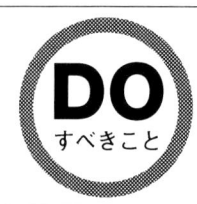

DO すべきこと

❶ 腹痛症状、腹痛以外の症状について問診する
❷ バイタルサインをチェックする
❸ 触診にて圧痛部位などを検索する
❹ 適宜X線検査など必要検査をする
❺ 尿検査・妊娠反応検査をする

❶ 腹痛症状、腹痛以外の症状について問診する

まずは腹痛の原因疾患を鑑別しなければならない。下腹部痛をきたす疾患を挙げる。臍周囲部の腹痛では、腸閉塞、腸間膜動脈閉塞、急性腸炎などを、右下腹部痛では急性虫垂炎、急性回腸末端炎、腸管膜リンパ節炎、尿管結石、子宮外妊娠破裂、卵巣嚢腫茎捻転、付属器炎、腸重積、ヘルニア嵌頓、クローン病、大腸憩室炎などを、左下腹部痛では尿管結石、子宮外妊娠破裂、卵巣嚢腫茎捻転、付属器炎、結腸癌、大腸憩室炎、潰瘍性大腸炎、便秘を、恥骨部痛では子宮外妊娠破裂、卵巣嚢腫茎捻転、付属器炎、膀胱炎、子宮内膜症、ヘルニア嵌頓、尿閉などを念頭に入れて鑑別をおこなっていく。

症状を問診するポイントは、疼痛の発症のしかた、部位、痛みの性質、誘因、前駆症状などについて聞く。また、同様の腹痛の既往、開腹術の既往（腸閉塞など）、外傷、常用薬、妊娠、月経状況などについて聞く。

さらに、随伴症状の有無についても必ず問診する。悪心、嘔吐、吐下血、便通、尿の肉眼所見、発熱、黄疸、背部痛などについて聞く。

特に下腹部痛では、排便の性状は特に重要であり、便秘・腹部膨満を伴っている場合は腸閉塞や急性虫垂炎などを、下痢を伴っている場合は急性腸炎や炎症性腸疾患を考慮する。また、血便をきたす場合には、急性腸炎、炎症性腸疾患、腸重積などを考慮する。

❷ バイタルサインをチェックする

診察の第一段階として、バイタルサインをとり重症度を把握する。下腹部痛が激烈であったり、大量の下痢や血便を伴う場合、脱水症状やショックを呈することがある。ショックの場合には、その治療を第一におこなう。すなわち、気道確保、輸血などのショック治療を優先におこない、その後、原因疾患を鑑別する。

また、腹痛の原因が炎症であることが多いので、発熱の病態を知ることは重要な鑑別につながる。

❸ 触診にて圧痛部位などを検索する

問診・視診に引き続き、打聴診・触診をおこなっていく。視診で腹部膨隆、蠕動不穏、静脈怒張、手術創の有無、ヘルニアなどをみる。打聴診では腸蠕動音の亢進、消失、肝脾濁音界、波動、鼓音などをみる。触診では、腹壁緊張をとり、疼痛を訴える場所から遠い部位から始めること、いきなり強く押さえないことが大切である。筋性防御（デファンス）は腹膜炎の存在を示唆するもので、もっとも典型的なものは十二指腸潰瘍穿孔時にみられる板状硬である。急性胆嚢炎・急性虫垂炎・憩室炎などでも筋性防御がみられるが、板状硬ほどではない場合が多い。下腹部痛を訴える部位に限らず、腹部全体について診察をおこなう。

圧痛は重要な腹部所見であるが、その強さとともに局在や広がりに注意する。たとえば、強度の、しかも全腹部での圧痛で筋性防御を伴っている場合には、その原因はともかく汎発性腹膜炎を疑うし、急性胃腸炎や子宮付属器炎などの場合には中等度の圧痛でもその局在が乏しい場合が多い。一方、急性胆嚢炎や急性虫垂炎の場合には比較的限局した圧痛点を認める場合が多い。反跳痛（rebound tenderness）は圧痛部における腹膜炎を示唆する所見であるが検者によってはどこまで腸性所見に

とるかに差があり、必ずしも客観的ではない。
直腸診は必須の検査で、圧痛・腫瘤の有無、便潜血を確認する。

❹ 適宜X線検査など必要検査をする

胸部・腹部単純X線と超音波検査は必須である。腹部単純X線撮影は立位と仰臥位が必要で、立位がとれなければ側臥位でよい。注意すべき所見は、腹腔内遊離ガス像・腸管内ガス像・鏡面像（niveau）・異常腫瘤陰影・石灰化像などである。

超音波検査は非侵襲性検査で短時間で施行可能なため、腹部救急疾患画像診断として施行可能である。Morrison窩・Douglas窩・横隔膜下などにおける腹腔内貯留液、胆道では胆嚢腫大・壁肥厚・結石・胆管拡張など、膵では膵腫大や浮腫、肝腫瘍の有無、腹腔内腫瘍や嚢胞の有無、腹部大動脈、腸管内容、虫垂の状況などの所見が大切で、一定の手順で見落としのないように検査する。

CT検査では、腹部救急疾患における鑑別診断をおこなううえで、情報量の多い検査法である。施設によっては救急で実施できない場合もあるが、一連の検査で確定診断が得られた場合を除いて、救急で腹部CT検査をおこなう価値は高いであろう。特に、実質臓器、遊離ガス像、腫瘍、膿瘍、腹腔内液体貯留などの検出にきわめて有用であり、緊急手術の適応も含めて治療方針の決定に大切である。また、急性膵炎は重症例でも開腹手術が適応とならない場合でも、重症度や予後の判定においてCT検査は必須である。

血液生化学検査では、血液一般検査、生化学検査（GOT、GPT、ALP、ビリルビン、アミラーゼ、BUN、クレアチニン、電解質、CPK、血糖値）、CRP、一般尿検査、尿アミラーゼなどの緊急スクリーニング検査をおこなう。重症患者においては動脈血ガス分析も必ず施行し、代謝性アシドーシスの有無にも注意する。

❺ 尿検査・妊娠反応検査をする

尿検査で、潜血反応（尿管結石、尿路感染症）、白血球反応（尿路感染症）を調べる。また、妊娠可能女性では常に妊娠の可能性を念頭におき、非侵襲的な尿妊娠反応検査をおこなう。

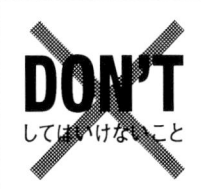

DON'T してはいけないこと

❶ 診断がつく前に鎮痛薬を投与する
❷ 妊娠の可能性がある女性にX線検査やCT検査をする
❸ 消化管穿孔が疑われる場合にバリウムを用いたX線検査や内視鏡検査を施行する
❹ 血管病変を見逃す（解離性大動脈瘤や腸間膜動脈閉塞など）
❺ 婦人科疾患、泌尿器科疾患を見逃す

---

❶ 診断がつく前に鎮痛薬を投与する

❷ 妊娠の可能性がある女性にX線検査やCT検査をする

❸ 消化管穿孔が疑われる場合にバリウムを用いたX線検査や内視鏡検査を施行する

❶、❷、❸は上腹部痛と同様に留意する。

❹ 血管病変を見逃す（解離性大動脈瘤や腸間膜動脈閉塞など）

下腹部痛をきたす盲点となりやすい疾患として、解離性大動脈瘤や腸間膜動脈閉塞を見逃さないようにする。解離性大動脈瘤では、あいまいな腹痛・圧痛所見で血圧が著しく高いこと、腹部に血管雑音を聴取することを留意する。

また、腸間膜動脈閉塞では持続する激痛を呈するので常に念頭においておく。

❺ 婦人科疾患、泌尿器科疾患を見逃す

女性では婦人科疾患を鑑別するため、月経歴、妊娠の有無を必ず確認し、必要に応じ、婦人科に内診を依頼する。

また、泌尿器科疾患を鑑別するため、腹痛が排尿に関連したものかについても問診し、CVA叩打痛の有無により尿管結石の可能性を考慮する。尿検査も早い段階で施行する。

鼓腸

IV 消化器

獨協医科大学越谷病院消化器内科　桑山　肇

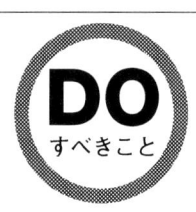

DO すべきこと
1. 腹痛について聞く
2. おくびや放屁を伴うかを聞く
3. いつから始まったかを把握する
4. 随伴症状を把握する
5. 既往歴と食生活を把握する
6. 血液一般検査と検便の検査をする
7. 腹部診察と腹部XP（CT）検査をする

❶ 腹痛について聞く

　患者自身が「鼓腸」を訴えて来院することは少ない。「腹部膨満感」あるいは「お腹が張る」といった訴えが多い。このような場合、腹部膨満が「鼓腸」によるのか、腹水などほかの病態ではないかを鑑別することが重要である。腸管内ガスの組成は、窒素、酸素、二酸化炭素、水素、メタンから成る。痛みは腸管内ガスの異常貯留に伴うことが多いが、逆に痛みの為に腸管が麻痺性に運動機能低下を起こすことも多い。典型例として、胆石症や消化性潰瘍などが挙げられる。腹痛の部位や性状を腹部触診および聴診と合わせて診断する。痛みが、特定の姿勢（たとえば右側臥位や腹臥位など）で軽快したり移動したりすれば、肝脾彎曲部症候群などが原因であることが多い。また、過敏性腸症候群などでは排便により腹痛が消失するという特徴がある。

❷ おくびや放屁を伴うかを聞く

　腸管内ガスの異常貯留があり、器質的疾患が原因でない場合にはおくびや放屁を伴うことが多い。呑気症は空気嚥下症ともいい、大量の空気を呑み込み消化管内にガスが貯留し、おくび（げっぷ）、腹部膨満感、放屁過多、腹痛、胸痛などの症状を呈する状態をいう。このようなケースでは心理的な素因が強いので心身症的なアプローチを忘れない。

❸ いつから始まったかを把握する

　数日以内に突然始まったのか、数ヶ月以上前から徐々に始まったのかを知ることは検査プランや投薬を決定するうえで重要な情報となる。中高齢者では良性・悪性腫瘍による通過障害による鼓腸を常に念頭におく。

❹ 随伴症状を把握する

　鼓腸以外に「口臭」「食欲不振」「吐気」あるいは「便秘」や「体重減少」「血便（粘血便）」「発熱」などの随伴症状の有無を問診や診察で調べる。中高齢者で体重減少や血便が認められる場合には、内視鏡や注腸による大腸の精査を予定する。また、発熱などの炎症を示す症状があるときにはクローン病や潰瘍性大腸炎などの炎症性腸疾患を念頭におき検査プランを立てる。

❺ 既往歴と食生活を把握する

　既往歴では、外傷や腹部手術の有無を中心に問診するが、肝疾患、心身症、強皮症、神経・筋疾患などの既往についても詳しく聞く。特定の食物や飲み物を摂取したときに症状が発現しないか、注意深く問診する。典型例では乳糖分解酵素欠損症に見られるように、乳糖が体内で分解されないため、腸管細菌の分解が起こり大量のガスが発生するために鼓腸となる。また、ストレスが根底の原因になっているケースもしばしばみられるので心身症的なアプローチも含める。食物では繊維成分を考慮する。具体的には、豆類やキャベツなどの生野菜、りんごジュース、コーヒー、干しぶどうなどの果物、ビールや炭酸飲

料などの摂取を避ける。近年、水素呼気テストが一般化するに従って、少量の炭水化物吸収不良が鼓腸の原因として注目されるようになった。夕食の食事量を少なくし、食事の比重を朝食や昼食へシフトする。慢性的な鼓腸では日常生活の運動不足が原因となっていることも多い。

❻ 血液一般検査と検便の検査をする

一般血液検査と肝機能を含む血液生化学検査は必須であるが、便潜血反応を含む検便を忘れてはならない。検便では病原性大腸菌や寄生虫などの検索もおこなう。また、便の塗末標本で白血球の存在は炎症性腸疾患や小腸における炎症を示唆する。逆に、白血球がまったく認められなければ、細菌感染の存在は否定できるので、ウイルス性、薬剤性腸炎などによる二次的鼓腸を考慮する。便潜血が陽性であれば、大腸の器質的閉塞を疑って速やかに大腸の精査を予定する。

❼ 腹部診察と腹部XP（CT）検査をする

腹部の診察と腹部XP（またはCT）は鼓腸患者の診断においては基本的事項である。視診、打診、聴診、触診で手術痕の有無、腫瘤の触知、圧痛の有無、腹水の有無、腸鳴、腸音などを中心に診察する。また、腹部XPあるいはCT検査は腸管内ガスの位置を確認するためにも必須である。

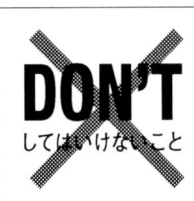

DON'T してはいけないこと

❶ 安易に腸管運動促進薬を投与する
❷ 下剤を投与する
❸ 上部消化管造影検査をする

---

❶ 安易に腸管運動促進薬を投与する

安易な腸管運動促進薬の投与は、腹痛や麻痺性イレウスの悪化をきたす。鼓腸の原因としてよくみられる偽性腸閉塞は、器質的原因がないにもかかわらずイレウス症状を呈する病態をいう。急性と慢性に分けられ、急性の大部分はいわゆる麻痺性イレウスであり、慢性は特発性と続発性に分けられる。特発性は、神経原性、筋原性、その他に分けられ、続発性はPSSなどの膠原病、甲状腺機能低下症や糖尿病などの内分泌疾患やパーキンソン病などの神経疾患などが基礎疾患に含まれる。また、中高齢者では大腸癌などの器質的な消化管通過障害のために鼓腸を呈することがしばしばみられるが、安易な腸管運動促進薬の投与は症状を悪化させるだけである。

❷ 下剤を投与する

下剤には腸管運動促進作用を持つものもある。大量の腸管内ガスに対しては、胃管またはイレウス管による吸引・減圧、経肛門的ゾンデによる吸引・減圧を試みる。もし、内視鏡による精査が検査プランに組み込まれていれば、上部または下部消化管内視鏡による吸引・減圧もひとつの方法である。

❸ 上部消化管造影検査をする

粘稠なバリウムを使用した上部消化管造影検査は消化管に閉塞機転が存在したり消化管運動の機能低下が想定されるケースでは禁忌である。

便秘

Ⅳ 消化器

獨協医科大学越谷病院消化器内科　桑山　肇

DO すべきこと

❶ 平常時の排便回数を聞く
❷ 年齢を確認する
❸ いつから始まったかを把握する
❹ 随伴症状を把握する
❺ 便の性状について聞く
❻ 既往歴を把握する
❼ 血液一般検査と便潜血反応をみる
❽ 腹部触診と腹部XP(CT)検査をする

❶ 平常時の排便回数を聞く

　ある人にとっての「便秘」はほかの人の「下痢」である、という諺があるくらい「便秘」の定義は難しい。平常時には1週間の排便回数がどれくらいあったかを聴取することから「便秘」の診断と治療ははじまる。これまでの経験的な資料から1週間に3回以下であれば「便秘」と呼ぶという提唱はあるが、いずれにしても個人差が大きいことを知っておく。

❷ 年齢を確認する

　便秘は、機能的な異常のために起こってくる一時的な「便秘」と器質的原因があって二次的に起こってくる「便秘」に分けられる。前者の代表的疾患には過敏性腸症候群（IBS）、憩室症、運動機能異常（たとえばsystemic sclerosis）があり、後者の代表的疾患には良性・悪性腫瘍、神経疾患（たとえばHirschspring病）、薬剤（たとえば抗コリン薬）がある。年齢は、最初におこなうべき検査の方向付けをする貴重な情報源である。

❸ いつから始まったかを把握する

　数日以内に始まったのか、数ヶ月以上前から徐々に始まったのかを知ることは前記の一時的原因であるのか、二次的原因であるのかを想定し検査や投薬を決定するうえで重要な情報となる。常習性便秘では患者自身が知っているが、急速に起こったケースでは腫瘍やイレウスを考慮する。

❹ 随伴症状を把握する

　便秘以外に「腹痛はないか」「体重減少はないか」「血便はないか」「発熱はないか」などの随伴症状を聞く。IBSなどの機能的疾患では腹痛が排便とともに消失するし、通過障害をきたすような大腸癌では体重減少を少なからず伴う。日常、もっとも遭遇するのは腸管の運動機能障害による機能性便秘である。機能性便秘は単純性便秘と痙攣性便秘に大別される。単純性便秘は大腸の運動機能低下による弛緩性便秘や排便反射の減弱による直腸性便秘があり、老人や無力体質者に多く、腹痛はなく便意も弱い。痙攣性便秘の原因は副交感神経の過緊張による蠕動運動亢進である。代表は過敏性腸症候群の便秘型であり、腹痛、胃結腸反射の亢進を認める。便意は強いが排便困難で残便感があり、便は少量で兎糞状の場合が多い。

❺ 便の性状について聞く

　一定の便秘期間後に起こる排便には多くの情報が隠されている。「便の形状はどうか」「パサパサで粉末状でないか」「血便はないか」「粘血便ではないか」「便柱は細くないか」などを具体的に聞くことが重要である。

❻ 既往歴を把握する

　常用薬剤も含めて既往歴を細かく聴取する。薬剤では、抗うつ剤も含めて抗コリン作用のあるもの、アヘン誘導体などに特に注意する。また、糖尿病や甲状腺機能低下症などの既往者は末梢神経障害による便秘をきた

す。いわゆる症候性便秘である。そのほかにアミロイドーシスなどの内分泌・代謝性疾患、中枢神経疾患、膠原病がある。

❼ 血液一般検査と便潜血反応をみる

慢性便秘症の患者のほとんどが市販薬を既に試みており、効果が不十分である経験をしている。便秘を主訴に来院するような患者には、血液一般検査と便潜血反応は最低限実施する。血液検査には、血糖値や血清カルシウム、甲状腺機能検査を加えることを忘れないようにする。便潜血反応は器質的疾患の除外にきわめて有用である。便潜血反応が陽性の場合には、速やかに大腸内視鏡検査などをおこなう。

❽ 腹部触診と腹部XP(CT)検査をする

腹部の触診・聴診は基本的な情報を与えてくれる。腹部にmassが触診される場合には、部位や圧痛などの所見によって腫瘤か便塊かを鑑別できる。また、肛門直腸診も瘻孔や腫瘤の有無を知るうえで忘れてはならない基本的診断技術である。また、腹部CT検査は簡便であり腹部XPと比べ遙かに多くの情報を与えてくれる。イレウスや腸管の局所的肥厚に注意して読影する。

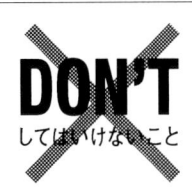

DON'T　してはいけないこと

❶ 腸管運動促進作用をもつ下剤の投与をする
❷ 安易に浣腸をする
❸ 上部消化管造影検査をする

---

❶ 腸管運動促進作用をもつ下剤の投与をする

下剤は、塩類下剤、膨張性下剤、刺激性下剤、合剤などに分類される。塩類下剤は、けっして服用しやすい薬剤ではないが、慢性便秘の長期治療には向いている。しかしながら、患者の自己管理に任せきりにすると、かえって望ましい効果が得られないことも多い。膨張性下剤は高繊維食による自然な排便促進作用を、薬理的におこなうような薬剤である。刺激性下剤は、速やかに良好な効果が得られるため、患者に好まれるが、習慣性を有し、長期濫用される傾向にある。過剰投与により電解質異常や脱水などの副作用を生じる。合剤としてニフレック®は大腸検査・手術のための標準的な腸管前処置薬となったが、大量の液体投与に伴う機械的な副作用が知られている。いずれにせよ、それぞれの薬理的特徴を知って下剤を用いる必要があるが、特に、腸管運動促進作用を持つ薬剤では器質的疾患を増悪させる。

❷ 安易に浣腸をする

浣腸は肛門から直腸または大腸内に薬物などを注入し大便の排出促進を図ることであり、高圧浣腸法やグリセリン浣腸法がある。汎発性腹膜炎、妊婦、腹部外傷は原則禁忌である。腸管蠕動の誘発により穿孔をきたすおそれのある高度の消化管狭窄や腹膜炎に対しては基本的に禁忌である。グリセリン浣腸も腸管内出血、腹腔内炎症、腸管穿孔の可能性がある場合には腸管外漏出による腹膜炎の誘発、蠕動運動亢進作用による症状の増悪、グリセリンの吸収による溶血や腎不全の恐れがある。また、全身衰弱の強い患者では強制排便によりショックの可能性があり、消化管手術直後では蠕動運動亢進による腸管縫合解離の可能性がある。吐気、嘔吐がありイレウスあるいは準イレウス状態にあるケースや激しい腹痛など急性腹症の疑いがあるケースでは悪化の可能性が高く禁忌である。

❸ 上部消化管造影検査をする

粘稠なバリウムを使用した上部消化管造影検査は消化管に閉塞機転が存在したり消化管運動の機能低下が想定されるケースでは禁忌である。

下痢

獨協医科大学越谷病院消化器内科　桑山　肇

DO すべきこと

1. 便の性状と始まった時期を聞く
2. 既往歴を把握する
3. 嗜好品と食生活を聴取する
4. 旅行と性生活を確認する
5. 随伴症状を把握する
6. 検便をする
7. 胸腹部XP（CT）と血液一般検査をする

❶ 便の性状と始まった時期を聞く

「下痢」は病態生理学的に、浸透圧性、分泌性、浸出性、運動機能異常の四つに分類されるが、臨床的には、急性か慢性か、大腸か小腸かに大きく分けることがpracticalである。具体的には2週間で区切って考え、2週間以上続いている下痢は慢性とする。便の性状がまったくの水様性の場合や消化不良のにおいがするケースでは小腸を考える。原因が大腸、特に左側大腸にあるケースではまったくの水様性ということはなく、少しは形状を保ち粘液を付着することが多い。急性下痢の原因でもっとも多いのは感染性腸炎である。感染性腸炎の原因は、食中毒、菌交代現象、海外旅行、同性愛を考慮する。他方、慢性の下痢でも感染性腸炎の可能性があることを念頭におく。結核やアメーバなどでは慢性化の可能性が強い。そのほかには、炎症性腸疾患、吸収不良症候群、内分泌疾患、腫瘍、薬剤、過敏性腸症候群（IBS）などを慢性では念頭において検査プランを立てる。IBSなどの機能的疾患では腹痛が排便とともに消失する特徴がある。

❷ 既往歴を把握する

特に慢性の下痢では、既往歴を詳しく聞く。炎症性腸疾患、吸収不良症候群などではしばしば慢性の下痢をきたす。吸収不良症候群には、小腸疾患、慢性膵炎、Zollinger-Ellison症候群、胃切除のほか、腸内細菌の過増殖をきたす病態として、糖尿病、全身性硬化症、盲管症候群、アミロイドーシス、憩室症などがある。また、甲状腺機能亢進症、副腎不全、カルチノイド、ガストリノーマなどの内分泌腫瘍でもしばしば慢性下痢の原因となる。

❸ 嗜好品と食生活を聴取する

症状が発現する数日以内の食事内容を詳しく聴取する。食事内容とともに、下痢が患者自身だけか、あるいは同じものを摂取したほかの人に同様の症状を示すものがいないかなどを聞き出す。また、禁食で下痢が止まるケースでは浸透圧性下痢である。就寝中にも下痢で目が覚めるというケースでは過敏性腸症候群のような機能的疾患ではまれで、器質的疾患を考慮する。食べ過ぎ、炭酸飲料やアルコールの飲み過ぎがないかチェックする。コーヒーや紅茶にも注意する。カフェインには消化管通過時間の短縮作用が知られている。

❹ 旅行と性生活を確認する

旅行者下痢をはじめ、感染性大腸炎を否定するためにも、発熱を伴うケースでは必ず最近の海外旅行の有無をチェックする。また、日本人ではなかなか聞き難いことであるが、後天性免疫不全症（AIDS）の否定のためにも性生活についても必ず確認しておきたい。

❺ 随伴症状を把握する

「下痢」では程度はさまざまであるが、ある程度の腹痛を伴う。炎症性腸疾患や結核やアメーバなどの特異性感染を考えるうえで

「発熱はないか」、「関節痛はないか」などの随伴症状を診察する。悪心や嘔吐がみられるケースでは食中毒を念頭におく。

❻ 検便をする

「下痢」患者では検便が診断のキーポイントとなる。便の水分量、色、臭い、血液や粘液、あるいは膿が混じっていないかに注意する。便の塗末標本で白血球の存在は炎症性疾患や小腸における炎症を示唆する。逆に、白血球がまったく認められなければ、細菌感染の存在は否定できるので、ウイルス性、薬剤性などを考慮する。便潜血反応が陽性であれば、腫瘍や炎症性腸疾患を考慮するが、肉眼的に明らかな血性下痢である場合には、虚血性腸疾患やアメーバ性を強く疑う。アメーバのほか、寄生虫の検索も新鮮便でおこなっておく。また、慢性の下痢患者では吸収不良症候群の可能性も考え脂肪の検索をおこなう。

❼ 胸腹部XP(CT)と血液一般検査をする

血液一般検査は感染性腸炎を疑ったケースでは必須であるが、炎症性腸疾患で基本的な検査項目である。炎症性腸疾患では、白血球やCRPのほかに血小板数が疾患の活動性を示す良い指標となる。また、胸腹部XPは忘れがちであるが、結核などの可能性を否定するためにも必ず初診時に撮影しておく。

DON'T してはいけないこと

❶ すぐに止痢薬の投与をする
❷ 非ステロイド系消炎鎮痛薬やステロイド薬を投与する
❸ すぐに大腸の精密検査をする
❹ 一度の診察で終わりにする

---

❶ すぐに止痢薬の投与をする

発熱を伴っており、明らかに感染性腸炎が疑われるケースでは止痢薬の投与はできるだけ避ける。特に、血性下痢を示すケースではenterotoxinや細菌の体外排出を遅延させるという点で腸管の蠕動を抑制する止痢薬の使用は絶対的に禁忌である。大量の止痢薬または鎮痙薬の使用は、急性増悪や中毒性巨大結腸症の誘因となることがある。

❷ 非ステロイド系消炎鎮痛薬やステロイド薬を投与する

非ステロイド系消炎鎮痛薬の安易な投薬は、熱型を不明にするばかりでなくニューキノロン系薬との併用による副反応として痙攣があることに留意する。原則的に、非ステロイド系消炎鎮痛薬の投与はおこなわないで、症状が強いケースでは、脱水や電解質補正を治療の中心に据えるべきである。また、たとえ炎症性腸疾患が強く疑われるケースでも安易なステロイド薬の投与は絶対避けるべきである。特に、赤痢アメーバなどの感染性腸炎ではステロイドによって致命的な病態増悪をきたす。

❸ すぐに大腸の精密検査をする

感染性腸炎や食中毒では注腸検査や大腸内視鏡検査をおこなっても診断に特異的な所見を得ることはほとんどない。たとえ、炎症性腸疾患を疑っても重症期における強力な下剤を用いた注腸検査や大腸内視鏡検査は無意味であるばかりでなく大量出血や穿孔の危険性がある。

❹ 一度の診察で終わりにする

感染性腸炎では、一定期間の潜伏期をもって発症し症状も時間と共に増悪するケースがある。一度の診察で投薬をして終了とせず、必ず、再診して経過をみる必要がある。

血便

Ⅳ 消化器

獨協医科大学越谷病院消化器内科　桑山　肇

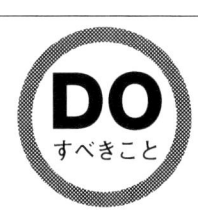

DO すべきこと
1. バイタルサインのチェックをする
2. 血便の性状と排便回数を聞く
3. 随伴症状を把握する
4. 年齢と既往歴を把握する
5. 血液一般検査をする
6. 直腸指診と腹部XP(CT)検査をする

❶ バイタルサインのチェックをする

　消化管出血は急性と慢性に分けられるが、外来に「血便」を主訴に受診するようなケースでは急性でも重症度は低いことが多い。しかしながら、相当量の出血が想定されるようなケースでは、原因が何であれ、まず血圧や脈拍などバイタルサインのチェックが第一である。

❷ 血便の性状と排便回数を聞く

　血便を訴えてきた場合、新鮮血なのか、タール便あるいは黒色便なのか、固形便なのか、下痢状なのかなど便の性状や排便回数を問診する。具体的には、下血の量、下血に至る経緯、腹痛を伴ったか、あるいは下痢が先行したかを聞く。新潜血なのか、下血なのか、粘血便であるのかを明確にすることがまず重要である。出血源が上部か下部かで検査プランが大きく異なるからである。

　下血には黒色便（melena）と血便（hematochezia）がある。前者は上部消化管からの出血に由来するものが多く、後者は小腸疾患や大腸疾患が原因となる場合が多い。上部消化管に由来するものは、多くは黒色便、タール便として排泄される。しかし大量に出血した場合や胃液の作用を受けなかった場合は鮮紅色を示す。逆に、下部消化管からの出血でも出血量が少なく排泄が遅延する場合には黒褐色に変化する。

❸ 随伴症状を把握する

　「体重減少」や「嘔吐」、あるいは「腹痛」や「発熱」などの随伴症状の有無を問診や診察でチェックする。「体重減少」や「嘔吐」が認められるケースでは、消化管の通過障害の合併を考慮する。また、「腹痛」や「発熱」を認めるケースでは、感染性腸炎や炎症性腸疾患をまず念頭において検査プランを立てる。虚血性腸炎では腹痛自覚後に大量の新潜血を排泄する特徴がある。若年者で下血の性状が鮮紅色で粘液、膿を混在せず、下痢、腹痛、発熱などの症状がなく、肛門痛や掻痒感など肛門の違和感を伴って排便後に出血をみるケースではまず痔疾患を疑う。

❹ 年齢と既往歴を把握する

　年齢は、大腸の器質的疾患の診断を進めるうえで重要である。中高齢者では、大腸ポリープや大腸癌を、若年者では痔核やangiodysplasiaなどの疾患を念頭において検査プランを立てる。既往歴では、消化性潰瘍や肝疾患はもちろんのこと、抗生物質起因性大腸炎や薬剤性大腸炎を鑑別診断するうえでも抗生物質や非ステロイド系消炎鎮痛薬などの薬剤既往歴を詳しく聞く。出血の程度を把握することが重要である。基礎疾患の有無、海外渡航の有無、抗菌薬、ステロイド、抗炎症薬、抗凝固薬、K.C.L.錠、ジギタリス、経口避妊薬などの常用薬の有無、内視鏡検査やポリペクトミーなどの下部消化管に対する検査や処置を受けていないか、腹部、特に骨盤部に放射線治療を受けたことがないか、遺伝性疾患の家系ではないかなどに注意する。さらに、排

便状況については、高齢者であれば本人だけでなく、家族や付き添い者から聞く。下血の状況に関して、下血と排便の関係、腹痛や肛門部痛の有無、下痢、テネスムス、発熱、悪心・嘔吐の有無なども詳しく問診する

❺ 血液一般検査をする

血液一般検査は貧血の有無のみならず、白血球数やCRPなどで炎症の存在を知ることができるので必須である。診察時に、たとえ重症度が低い印象を持っても必ずおこなっておく。慢性的に出血をきたしているケースでは、自覚症状が軽いことが多い。また、BUNやクレアチニンに加え肝機能検査もおこなうようにする。

❻ 直腸指診と腹部XP（CT）検査をする

全身の診察に加え、血便を訴える患者では必ず肛門視診と直腸指診を加える。指の長さにもよるが直腸中部・下部、肛門管の状態を触知できる。また指に付着した血液の性状から、出血部位を推定することも可能である。腹部XPは、血液検査と合わせて多くの疾患の除外診断の基本となるものである。異常な腸管内ガス像はないか、閉塞機転を示す腸管の拡張はないかなどに注意をして読影する。

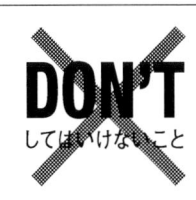

DON'T してはいけないこと

❶ 緊急採血による検査結果を鵜呑みにする
❷ 安易に注腸や大腸内視鏡検査による精査する
❸ 止痢薬を投与する
❹ 非ステロイド系消炎鎮痛薬やステロイドを投与する

---

❶ 緊急採血による検査結果を鵜呑みにする

急速な出血後には血液一般検査も含めてさまざまなデータが装飾されており、赤血球数やヘモグロビンなども濃縮されており、生体内の循環動態が反応性に変動し電解質の異常などを示すケースが多い。また、補液や輸血をおこなったケースでは逆の装飾が起こる。単回の検査結果ではなく繰り返し検査をおこなって総合的に判断するように努める。

❷ 安易に注腸や大腸内視鏡検査による精査する

感染性腸炎や炎症性腸疾患で血便を主訴に来院するケースは多い。このような症例では、強力な洗腸処置が必要な注腸検査や大腸内視鏡検査をおこなうべきではない。感染性腸炎にしろ、炎症性腸疾患にせよ、診断に直接つながる特異的な所見を得ることは少なく、穿孔や出血を誘発させるだけである。新鮮血の出血があり、内視鏡的止血が適応と判断される以外、安易に大腸内視鏡検査をおこなうべきではない。

❸ 止痢薬を投与する

血便はしばしば、生体の防御反応であることが多い。たとえば、若年者で炎症性腸疾患の可能性を念頭においたケースでも、中高年者で腫瘍性病変を念頭においたケースでも止痢薬の投与は百害あって一利無しである。ましてや、感染性腸炎ではenterotoxinや細菌の排泄を遷延させるだけであり禁忌である。

❹ 非ステロイド系消炎鎮痛薬やステロイドを投与する

近年、非ステロイド系消炎鎮痛薬による薬剤性腸炎がクローズアップされている。そのようなケースでは当然、非ステロイド系消炎鎮痛薬の投与は症状を増悪させるだけである。たとえ、炎症性腸疾患を疑ったケースでも非ステロイド系消炎鎮痛薬やステロイドの安易な投与は避けるべきである。

黄疸

帝京大学医学部内科　相磯　光彦　滝川　一

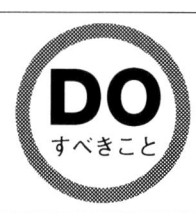

DO すべきこと

1. ほんとうに黄疸があるかチェックする
2. 問診をよくする　全身倦怠感、悪心、皮膚瘙痒感など
3. 薬物の使用歴をチェックする
4. 発熱、右季肋部痛がないかチェックする
5. 必ず血液検査を実施する
6. 画像診断（US、CT、ERCPなど）を実施する

❶ ほんとうに黄疸があるかチェックする

　黄疸とは血中にビリルビンが増加し、皮膚や粘膜などにビリルビンが沈着し、黄染した病態をいう。健常者の血清ビリルビン値は0.3〜1.0mg/dlであるが、血清ビリルビン値が正常値を超えるが肉眼的には黄疸として認めない病態（1〜2mg/dl）を潜在性黄疸または不顕性黄疸という。血清ビリルビン値が2〜3mg/dl以上になると、皮膚や眼球結膜などに黄染が認められる顕性黄疸となる。

　黄疸を主訴に外来を受診される患者のなかには、皮膚の黄染は認めるものの眼球結膜の黄染は認めないことがある。これは柑橘類を多く食べることにより起こる柑皮症で認められ、もちろん血液検査で肝障害やビリルビンの増加はない。

　黄疸は症候の一つであり疾患ではないので、黄疸を認めた場合、速やかに各種検査を実施し、原因疾患を鑑別する必要がある。

❷ 問診をよくする

　問診はいかなる疾患・症候においても基本であり、また診断につながる重要な情報をいかに得るかが大事である。

　まず年齢であるが、幼少期より軽度の黄疸が持続したり、感染や運動、疲労などで黄疸が増強するようなら、体質性黄疸が考えられる。15〜25歳の若年者で発熱、咽頭痛、リンパ節腫脹、肝障害があれば伝染性単核球症が疑われる。20〜40歳で全身倦怠感、肝障害があれば急性ウイルス肝炎が疑われる。40〜50歳以上であれば慢性肝炎や肝硬変の増悪や胆道系結石、悪性腫瘍などの可能性が高い。女性であれば、上記疾患以外に自己免疫性肝炎や原発性胆汁性肝硬変（PBC）などの可能性も高くなる。PBCなど胆汁うっ滞が強く認められる疾患では皮膚瘙痒感を訴えることもある。

　既往歴では黄疸の既往があるのか、あれば以前の診断は何なのか、肝炎の既往、輸血歴、薬物の使用歴、飲酒歴、そのほかの肝・胆道疾患の既往などに注意する。

　家族歴ではB型肝炎や慢性肝障害をきたす一部の遺伝性疾患があり、家族内集積の有無は重要である。

❸ 薬物の使用歴をチェックする

　近年、薬物使用の頻度や薬物の種類が増加し、それに伴い薬物の副作用も増加する傾向で、問題となっている。薬物性肝障害はその副作用の一つであり、薬物としては抗菌薬、抗結核薬、解熱鎮痛薬、抗腫瘍薬、漢方薬、ビタミン剤、さらには健康食品などでも起こることが知られている。最近、中国製やせ薬による重症肝障害をきたした症例が相次ぎ、話題となったのは記憶に新しい。

❹ 発熱、右季肋部痛がないかチェックする

　胆嚢炎、胆管炎などの胆道感染症やアルコール性肝炎では発熱、右季肋部痛、圧痛を認める。急性閉塞性化膿性胆管炎では敗血症を併発しやすく、DICや多臓器不全を経て死の転帰をとるものが少なくないため、迅速な診断・治療が必要である。したがって、発熱、右季肋部痛（上腹部痛）、黄疸を認めた場合は血液検査・画像診断を早急に実施し、鑑別診断・治療をおこなう。

❺ 必ず血液検査を実施する

　前述したように黄疸をきたす疾患のなかには、迅速な治療が必要な疾患があるため、必ず血液検査を実施する。ビリルビンが上昇していたら、直接型優位なのか、間接型優位なのかが重要である。

　直接型優位で肝逸脱酵素（AST、ALT）優位の上昇があれば、肝細胞性黄疸（肝炎、肝硬変、薬物性肝障害など）が考えられる。胆道系酵素（ALP、γ-GTP）優位の上昇があれば、肝内胆汁うっ滞（薬物性肝障害、原発性胆汁性肝硬変、ウイルス性肝障害、良性反復性、妊娠性など）や閉塞性黄疸（胆管炎、総胆管結石、胆管癌、膵頭部癌など）が疑われる。肝酵素が正常ならばDubin-Johnson症候群やRotor症候群などの体質性黄疸が疑われる。

　間接型優位でLDHの増加、網状赤血球の増加、血清ハプトグロビンの低下があれば、溶血性黄疸が疑われる。そのほかに体質性黄疸のGilbert症候群、Crigler-Najjar症候群II型がある。

❻ 画像診断（US、CT、ERCPなど）を実施する

　前述したように迅速な治療が必要な疾患があるため、血液検査だけではなく、画像診断も実施し、鑑別診断を実施する。

　特にUS（腹部超音波検査）は簡便で非侵襲的であるだけでなく、得られる情報（肝腫大・肝萎縮の有無、肝内胆管・総胆管の拡張の有無、胆石・総胆管結石の有無、腫瘍の有無など）も非常に多いので必ず実施すべきである。ただし、USは患者の状態・条件や施行者の検査・診断技術により、その診断能は大きく左右されるので、できるだけCTも追加するのが望ましい。

　また、胆道疾患の診断と治療方針の決定にはPTC（percutaneous transhepatic cholangiography、経皮経肝胆管造影）、ERCP（endoscopic retrograde cholangiopancreatography、内視鏡的逆行性胆管膵管造影）なども有用であり、必要に応じてドレナージ、乳頭切開術、砕石術などを追加することも可能である。

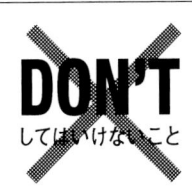

DON'T してはいけないこと

❶ すぐにウルソデオキシコール酸（ウルソ）を投与する
❷ 検査をしないで様子をみる

---

❶ すぐにウルソデオキシコール酸（ウルソ）を投与する

　ウルソデオキシコール酸（UDCA、ウルソ）は胆石溶解剤として知られているが、利胆作用のほかに肝細胞保護作用、肝血流量増加作用、免疫調節作用などがあり、慢性肝炎、薬物性肝障害、原発性胆汁性肝硬変など幅広く使用されている。特に肝内胆汁うっ滞に対してはその有効性が浸透している。

　しかし、その作用ゆえに閉塞性黄疸（肝外胆汁うっ滞）ではPTBD（percutaneous transhepatic biliary drainage、経皮経肝胆道ドレナージ）によるドレナージ中を除いては、病態が悪化してしまうため禁忌である。したがって、肝障害、黄疸を認めた場合はたとえ軽度だとしても安易にウルソを投与してはいけない。必ず画像診断を実施し、閉塞性黄疸を否定する必要がある。

❷ 検査をしないで様子をみる

　前述したように黄疸をきたす疾患のなかには迅速な治療が必要な疾患があるため、軽度の黄疸だからといって決して様子をみてはいけない。必ず血液検査を実施し、またできるだけ早急に画像診断も実施し、鑑別診断を実施する。

腹水

V 肝臓

帝京大学医学部内科　高森　頼雪　滝川　一

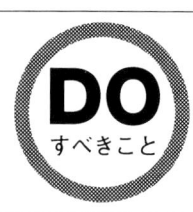

DO すべきこと

❶ 問診、身体的所見にて腹水の原因を想定する
❷ 腹部超音波で腹水の有無を確認する
❸ 腹水の試験穿刺をおこないその性状を調べる
❹ 腹水をきたした原因に対し治療をする

❶ 問診、身体的所見にて腹水の原因を想定する

　腹水の成因には肝性、腎性、心性、低アルブミン血症などによる漏出性のものと、炎症、出血、外傷などによる滲出性のものとに分けられる。一般に腹水貯留による腹部膨満を主訴として患者が来院した場合、その多くが肝性のものであると思われ、飲酒歴や肝疾患の既往を確認し、手掌紅斑、クモ状血管腫、腹壁静脈怒張など肝硬変に伴う身体所見に注意をはらう。肝性の場合全身の浮腫は軽度のことが多い。逆に心性や腎性の場合全身の浮腫が目立ち、通常は胸水も合併している。腹痛を伴った腹水では腹膜炎や、腹腔内出血を疑い、腹部所見での圧痛や反跳痛、筋性防御を確認する。腹部膨満を主訴とする腹水の中に、ときに癌性腹膜炎がみられることもあるが、その場合、るいそうや食欲不振、体重減少を伴っていることが多い。また肝性腹水ではいわゆる蛙腹を呈するが、癌性腹膜炎の場合は尖腹を呈する。

❷ 腹部超音波で腹水の有無を確認する

　大量の腹水ならば打診や波動の有無、腹部単純X線だけでも診断は容易だが、少量～中等量、あるいは肥満を伴っている場合はその判断は難しい。次に述べる穿刺のためにも腹部超音波検査は必須である。ある程度の量の腹水であれば腹部超音波でその存在が容易に確認できる。極少量の腹水の場合、漫然と腹部超音波をあてていると見逃してしまう恐れがある。汎発性腹膜炎や腹腔内出血など少量の腹水が重要な意味を持つ場合もあり、必ずDouglas窩やMorison窩、肝右葉表面など見落としがないよう注意深く観察する。

❸ 腹水の試験穿刺をおこないその性状を調べる

　腹部超音波で腹水が確認できたなら、できる限り試験穿刺をおこないその性状を調べる。ただし腹水が少量で腹腔内臓器を損傷する恐れがある場合は無理をしない。また反跳痛や筋性防御が明らかであれば、汎発性腹膜炎と判断し腹水穿刺をするまでもなく速やかに緊急手術を考慮する。
　腹水穿刺では最低でも一般性状、赤血球数、白血球数（分画を含む）、総蛋白、LDH、細菌培養、糖を調べたい。さらに癌性腹膜炎が疑われれば細胞診を、結核の疑いがあれば結核菌培養やADAを追加する。

❹ 腹水をきたした原因に対し治療をする

　表1に腹水をきたす疾患群を示す。腹水穿刺にて漏出性か滲出性かみきわめたうえで、種々の検査により腹水の原因となった疾患を特定する。腹水自体は患者本人がそれを自覚し、つらいと感じないのであれば、治療の対象とはならない。腹水治療の原則はあくまでも原因疾患に対しての治療である。
　心性、腎性であれば利尿薬が治療の中心となり、肝硬変に低アルブミン血症を伴ってい

れば利尿薬にアルブミン製剤投与を加える必要がある。腹膜炎による腹水が疑われる場合、血液検査や腹部CTなどでさらにその原因疾患を検索し、抗生物質による保存的療法でよいか、あるいは手術が必要かを判断する。腹腔内出血の場合、手術のほかに血管造影による塞栓術も選択される。とくに肝細胞癌破裂では有効である。癌性腹膜炎による腹水では抗癌剤の腹腔内投与をおこなってもよいが、ときに癒着性イレウスを生じる可能性がある。

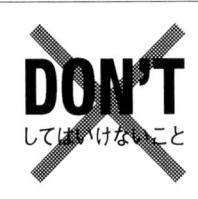

DON'T してはいけないこと

❶ 腹部膨満の改善として安易に腹水穿刺をおこなう
❷ 腹水穿刺を一度に大量に実施する

❶ 腹部膨満の改善として安易に腹水穿刺をおこなう

前述のとおり腹水に対する自覚症状がなければ腹水そのものに対する治療の必要はない。

しかし著明な腹水貯留により腹部膨満感や呼吸困難感を訴え、日常生活に支障をきたすようであれば腹水改善が治療の対象となる。

腹水穿刺はもっとも確実に腹水の減少を得られるが、結局は対症療法にすぎず数日で元に戻ってしまう。また頻回に繰り返すことで血行動態の変動をきたし、腎機能が悪化する恐れもある。腹水が前面にでてくる病態はやはり肝硬変が多いと思われるが、その場合でもまずは利尿薬やアルブミン製剤の投与をおこない、それでも自覚症状の改善が得られない難治性と判断した場合、初めて腹水穿刺にふみきるべきである。その際、腹水穿刺による対症療法をおこないつつ、腹腔内-頸静脈シャント(Le Veenシャント)や経頸静脈肝内門脈大循環シャント(TIPS)などの適応も考慮する。

❷ 腹水穿刺を一度に大量に実施する

難治性腹水に対して腹水穿刺をおこなう場合、一度に大量の排液をおこなうと肝性脳症や血圧の低下、腎不全などの合併症を併発しやすい。1回の穿刺量は多くても3000ml以下が望ましいとされている。

最近欧米では肝硬変における難治性腹水に対し、アルブミン製剤を大量(150〜200g)に同時投与することによって、大量の腹水穿刺が可能との報告がみられている。閉塞肝静脈圧、門脈下大静脈圧較差の低下、シャント血流である奇静脈血流の低下など血行動態にも好ましい影響を及ぼし、合併症頻度が少ないとされている。しかし本邦でのアルブミン製剤の保険上の制約を考えると、実際の臨床現場での実施は難しいと思われる。

表1

腹水の性状	考えられる疾患
漏出性 　比重＜1.015 　蛋白量＜2.5g/dl	肝硬変、肝癌、特発性門脈圧亢進症、門脈塞栓症 うっ血性心不全、収縮性心膜炎 ネフローゼ症候群、急性腎不全、慢性腎不全 低蛋白血症、栄養障害
滲出性 　比重＞1.018 　蛋白量＞4.0g/dl	腹膜疾患（急性腹膜炎、結核性腹膜炎、癌性腹膜炎） 急性膵炎、膵のう胞破裂 腹腔内出血（肝細胞癌破裂、脾破裂など） リンパ腫、リンパ管閉塞、腸リンパ管拡張症、 悪性腫瘍、粘液水腫、外傷など

急性アルコール中毒

帝京大学医学部内科　永山　亮造　滝川　一

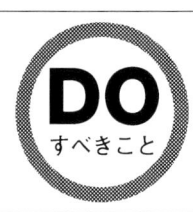

DO すべきこと
1. 理学的所見をくまなく観察する
2. 付き添いから、飲酒時の状況をよく聞く
3. 症状の経時的悪化を見逃さない
4. アルコール依存症患者の症状に対応する

❶ 理学的所見をくまなく観察する

❷ 付き添いから、飲酒時の状況をよく聞く

急性アルコール中毒とは、大量のアルコール摂取により精神的・身体的影響を受け、一過性の意識障害をきたすことを指し、酩酊と称される状態の比較的重症な場合である。重症例では昏睡や血圧低下をきたし、最重症例では呼吸麻痺をきたし死亡することがある。

意識障害患者をアルコール臭がするからといって、酩酊と決めつけてはならない。薬物中毒、脳血管障害、低血糖、糖尿病性昏睡、肝性脳症などの可能性を否定する必要がある。また酩酊状態での外傷が原因で、脳障害や臓器破裂によるショックを呈している可能性も念頭において診療にあたるべきである。

これらの状態を評価するためには、付き添いの方がいれば、治療中の疾患の有無や、アルコールの種類と量、飲酒から意識障害までの経過、嘔吐や尿便失禁の有無、薬物の服用の有無などを詳しく尋ねることが役立つ。神経学的所見や外傷、骨折の有無など身体所見を詳しく取り、必要な血液検査もおこない結果を記載する必要がある。

❸ 症状の経時的悪化を見逃さない

軽症のものは放置しておいても自然に回復する。昏睡を伴う重症例では呼吸麻痺に進行する可能性を念頭におき、人工呼吸に踏み切るタイミングを誤ってはならない。以下の治療をおこないながら、意識が回復するまで厳重に観察する。

末梢血管の拡張により低体温となることが多いため保温をおこなう。嘔吐による誤嚥を予防するために半復臥位とする。経鼻胃管にて胃内を吸引してもよい。胃洗浄は最終飲酒から2時間以上経過していれば無効であるが、ほかの薬物を服用している可能性が疑われればおこなう。

アルコール排泄を促進するため輸液をおこなう。脱水状態であることが多く、大量の輸液が必要である。嘔吐による低カリウム血症やアルコール性低血糖を合併する場合も想定して輸液を選択する。

低血圧に対しては塩酸ドパミンの投与をおこなう。瞳孔反射の低下を伴う深昏睡例では、呼吸麻痺をおこす可能性がある。早めに気管内挿管をして人口呼吸を考慮する。

❹ アルコール依存症患者の症状に対応する

発症の背景として、大量飲酒の習慣がなく、いわゆる「イッキ飲み」などが原因の場合と、アルコール依存症患者など習慣的に大量飲酒している場合がある。

アルコール依存症患者が入院した場合には、しばしばアルコール離脱症状が経験される。手指振戦を伴うせん妄状態が断酒後2～3日目から出現し1週間以内に改善する。小動物幻視などの特徴的症状を呈する。ベンゾジアゼピン系薬剤の内服か注射で対応する。肝

硬変に伴う肝性脳症と鑑別を要する。
ウエルニッケ脳症を予防するためビタミンB_1を投与する。

> **DON'T してはいけないこと**
>
> ❶ 事件、事故に巻き込まれる
> ❷ 厄介払いするような対応をする

❶ 事件、事故に巻き込まれる

　酩酊状態で来院した患者で、特に外傷のある場合は事件、事故の可能性がある。患者や関係者から聞いた状況や、身体所見は漏らさずカルテに記載することが必要である。後から当時の状況を尋ねられる事態にならないとも限らない。事件の可能性が高い場合は警察に相談する。

　暴力的な酩酊患者は対応に苦慮する場合がある。ほかの患者や医療者に危険がおよぶ可能性があれば、警察の介入を要請する場合もある。

❷ 厄介払いするような対応をする

　酩酊意外に問題がなくて帰宅可能と判断しても、泥酔状態の患者を誰が引き受けるかも問題になる。家族があれば迎えをお願いし、身寄りがなければ警察に保護を依頼することもある。泥酔状態の患者を一人で帰宅させることは、事故の原因になりかねないため謹むべきである。

　アルコール依存症患者は酩酊状態の時だけではなく、依存状態から抜け出す方法を探る必要がある。アルコール治療専門医、断酒会、ソーシャルワーカー、患者の家族などと連絡を図り治療にあたることが肝要である。

浮腫

聖マリアンナ医科大学腎臓高血圧内科　草場　哲郎　木村健二郎

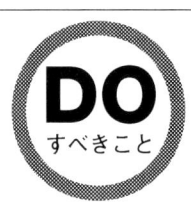

DO すべきこと

❶ 最近の体重増加を含め、詳細な問診をとる
❷ 浮腫を認める分布を把握する
❸ 原疾患の検索を十分する

❶ 最近の体重増加を含め、詳細な問診をとる

　浮腫の治療の大原則は原疾患の治療にほかならず、それを特定することがきわめて重要である。遺伝性心血管性浮腫に伴う喉頭浮腫や日常生活に支障をきたすほど高度な浮腫以外は、浮腫を主訴に来院した患者で緊急性を要する頻度は低い。重大な疾患が隠れている場合もあるため、慎重かつ十分に原疾患の検索をおこなわなければならない。まずは詳細な問診で、経過は急性か慢性か、持続的か間欠的か、尿量の増減、浮腫以外の自覚症状、各種薬剤服用歴、既往歴（腎疾患、心疾患、肝疾患など）、妊娠可能な女性であれば妊娠の有無などは必ず聴取する。また、体重の変化も必ず聴取する。体重の変化を知ることにより、簡便かつ正確に過剰体液量を把握すること可能である。治療をおこなうに際し、効果判定や治療目標の設定にも、浮腫が生じる前の体重を知ることはきわめて有用である。一方浮腫が存在するにもかかわらず、体重減少を認める際は、悪性腫瘍、慢性炎症などの消耗性疾患や低栄養状態の存在を疑う。

❷ 浮腫を認める分布を把握する

　身体所見では、まず浮腫が局所性か全身性かをみきわめることが、原疾患の鑑別に有用である。全身性浮腫でも初期では局所に留まることも多いが、疾患により好発部位があり、腎性浮腫では顔面（特に眼瞼）、心性浮腫では下腿前面と、その分布をみるだけで原疾患の特定が早まることも多い。

❸ 原疾患の検索を十分する

　浮腫発生機転は毛細血管内静水圧の上昇、血漿膠質浸透圧の低下、血管透過性亢進、リンパ流の障害という4つの因子により規定される。単一の病態で説明できないことも多いが、病歴や各種検査にて上記の4点につき検索を進めていく。毛細血管内静水圧の上昇をきたす病態としては、心不全や静脈閉塞による静脈系の鬱滞、腎不全に伴う水、ナトリウムの貯留などがある。血漿膠質浸透圧の低下すなわち血清アルブミン濃度の低下をきたす

表1　主な浮腫の分類

	原因による分類	おもな疾患
局所性浮腫	静脈性浮腫	静脈炎、静脈閉塞
	リンパ管性浮腫	放射性照射後、骨盤内臓器手術後、先天性リンパ管形成異常、フィラリア感染症
	炎症性浮腫	蕁麻疹
	血管神経性浮腫	クインケ浮腫、遺伝性血管神経浮腫
全身性浮腫	腎性浮腫	急性腎炎、慢性腎不全、ネフローゼ症候群
	心性浮腫	うっ血性心不全、右心不全
	肝性浮腫	肝硬変
	内分泌性浮腫	甲状腺機能低下症、甲状腺機能亢進症、クッシング症候群
	栄養障害性浮腫	悪性腫瘍、低栄養状態、吸収不良症候群
	薬剤性浮腫	ラスチノン、バルビダール、ステロイド、経口避妊薬、甘草製剤
	突発性浮腫	

病態としては、ネフローゼ症候群、肝不全、低栄養状態などがある。血管透過性亢進をきたす病態には、局所の炎症、アレルギー性疾患などがある。リンパ流の鬱滞には骨盤内手術後、放射線照射後などがある。問診や身体所見で確定もしくは除外診断がつくものも多いが、それに足らぬものを検査にて補う。まず血液、尿一般検査に加え、胸部X線、心電図などをおこなう。また重症度判定のため腹部超音波にて胸腹水の有無をチェックし、心性浮腫の場合は、心臓超音波検査も追加する。腎性浮腫の場合は、尿中の電解質濃度測定、蛋白定量もおこなう。ネフローゼ症候群の診断には尿蛋白量は必須であるし、腎不全患者は水、ナトリウム排泄障害による体液量過剰が浮腫の原因であり、その排泄域が狭いため治療をおこなうに際し、そのモニタリングは重要である。

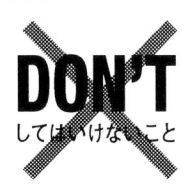

> **DON'T してはいけないこと**
> ❶ すぐに利尿薬を投与する
> ❷ 安易に飲水制限、塩分制限をする
> ❸ 副作用を知らずに利尿剤を投与する
> ❹ すぐ特発性浮腫と診断する

❶ すぐに利尿薬を投与する

利尿薬は浮腫を認める患者に対する第一選択薬である。ただし浮腫を認める患者では、細胞外液量は増加しているにも関わらず、血管内脱水を呈する場合がある。そこで利尿薬の投与をおこなうと、十分な効果が得られないばかりか、血管内脱水が助長されることとなる。また原疾患に対する十分な精査をおこなう前に利尿薬を投与することは、より病態が複雑となり診断の遅れにつながるばかりでなく、症状が修飾され重大な病気を見逃すことにもなりかねない。以上の理由により利尿薬の投与には注意が必要であり、病状が許す限り病態把握を先行させるべきである。なお血管内脱水を伴う際には、アルブミンを投与してから利尿薬を投与すると利尿効果が増強される。また血管内脱水は、低血圧、尿量減少、頚静脈の虚脱、腹部超音波での下大静脈の虚脱などで診断できる。

❷ 安易に飲水制限、塩分制限をする

浮腫に対する治療で、利尿薬と双璧をなすのが水分制限、塩分制限である。利尿薬を投与してもこれらのことがおこなえないと、その効果が減弱するため、治療開始時に併せて指導する。ただし血管内脱水を認める症例に対する水分制限は、病状を悪化させることがある。また浮腫を呈する症例は一般に体内塩分量も増加していることが多いが、時に水のみ増加し、相対的低ナトリウム血症を認めることもある。このような症例では、過剰体液量と体内塩分量を正確に評価することが重要で、時に塩分負荷が必要なこともある。

❸ 副作用を知らずに利尿薬を投与する

実際に使用される頻度の高い利尿薬はフロセミドである。ループ利尿薬の1つで、強力な利尿効果を有し、腎機能低下例でも利尿効果がある。より強力で速やかな利尿効果を期待する際は、その静脈内注射をおこなう。ただし前述のように血管内脱水に陥っている症例には、効果が薄いばかりか急性腎不全を惹起することがあり、注意を要する。また長期投与にて低ナトリウム、低カリウム血症を生じるため、定期的な電解質の測定をおこなうことが望ましい。抗アルドステロン薬であるスピロノラクトンおよびエプレレノンは、肝硬変のような高アルドステロン状態に伴う浮腫では第一選択薬である。ただし、本薬はカリウム値上昇作用があり、腎機能障害を伴う患者には注意が必要である。サイアザイド系利尿薬は利尿効果が弱く、浮腫に対する治療薬として一般に用いられない。

❹ すぐ特発性浮腫と診断する

特発性浮腫の特徴としては、若年から中年女性に多く、60歳以上の患者は少ない。体重の著しい日内変動（1.4kg以上）、夜間尿の増加がみられる。さまざまな病態による浮腫が除外され、臨床検査異常を有さないのに全身性浮腫がみられる場合の総称（除外診断）であり、原疾患の検索もおこなわず安易に診断することは厳に慎むべきである。

血尿

聖マリアンナ医科大学腎臓高血圧内科　窪島　真吾　木村健二郎

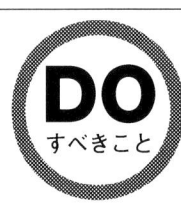

DO すべきこと
1. 本当に血尿か確かめる
2. 問診を十分にする
3. 身体所見を怠らずに診察する
4. 糸球体性か非糸球体性（尿路由来）か鑑別する

❶ 本当に血尿か確かめる

　血尿とは一般的に尿沈査の強拡大で毎視野2〜5個以上認められる状態をいう。血尿を主訴に来院した患者には、まず本当に血尿の状態にあるかを確認する姿勢が重要である。尿が赤いと訴えても、必ずしも血尿とは限らない。着色尿の原因には、ヘモグロビン尿、ミオグロビン尿、ビリルビン尿や薬物、色素の影響などがあり、これらを一つずつ除外していく必要がある。健診で尿潜血陽性を指摘され来院した患者でも注意が必要である。一般的におこなわれる試験紙法では偽陽性があることを知っておかねばならない。たとえば、次亜塩素酸などの酸化剤を混入した場合には偽陽性となる。また細菌尿でも偽陽性となることもある。前述したヘモグロビン尿、ミオグロビン尿のほか、著明な低張尿では尿中で溶血するため潜血反応陽性で沈査に赤血球を認めない。いずれにしても血尿を疑ったら尿沈査で赤血球数を確認し鑑別することが重要である。女性の場合、月経血や腟の分泌物が混入して尿潜血陽性となることが多いので、この点も十分に注意しなければならない。尿潜血陽性＝顕微鏡的血尿ではないことを認識すべきである。

❷ 問診を十分にする

　最初に十分な問診をおこない、より多くの情報を収集することが診断には不可欠である。問診から原因となる疾患の鑑別を考えておく。血尿患者への問診のポイントを列記する。
〔自覚症状〕
　症候性か無症候性かの確認。
・発熱、残尿感、排尿時痛、下腹部違和感→尿路感染症
・側腹背部の疼痛発作→尿路結石

〔既往歴〕
　高血圧、糖尿病や全身性疾患の有無。常用薬、ビタミン剤など服用状況の確認。以前に尿検査異常を指摘されたどうかの確認。
〔家族歴〕
・家族内での血尿→良性家族性血尿、Alport症候群、遺伝性腎炎など
・家族内に嚢胞性疾患→多発性嚢胞腎
〔発症経過〕
　急な経過か慢性的な経過か。一過性か反復性か、もしくは持続性か。
・先行感染からの血尿→急性糸球体腎炎（感染後1〜2週間の潜伏期後の血尿）、IgA腎症（潜伏期なしで血尿）

❸ 身体所見を怠らずに診察する

　問診後、ただちに検査となりがちだが、身体所見の診察を忘れてはならない。検査所見ばかりに気をとられると、後に大きな見落としが出てくる。
〔一般状態・バイタルサイン〕
　顔色や栄養状態の観察。発熱・高血圧の有無の確認。体重変化の確認。
〔胸部〕呼吸音,心音の聴診。触診、打診も必要に応じおこなう。
〔腹部〕腎の触診。腹部腫瘤の有無の確認。腎部叩打痛の有無の確認。
〔下肢〕足背、脛骨前面の浮腫の有無。皮疹、紫斑の有無も観察する。
〔その他〕前立腺疾患が疑われる場合は、直腸診が有用。慢性腎炎（IgA腎症）が疑われる場合は、扁桃肥大の有無も確認する。

❹ 糸球体性か非糸球体性（尿路由来）か鑑別する

　血尿は大きく肉眼的血尿と顕微鏡的血尿に

分けられる。肉眼的血尿では、尿路結石、腫瘍や膀胱炎などいわゆる泌尿器科的疾患の頻度（95％以上）が圧倒的に高く、疼痛や排尿時痛など自覚症状を伴っていることが多い。したがって肉眼的血尿をみる患者の場合は、まず泌尿器科的疾患を念頭におき、診断を進めるべきであろう。検査は出血源の検索を目的とした膀胱鏡や画像検査が中心となる。これに対し顕微鏡的血尿は、無症候性がほとんどで病因も多様である。画像診断は所見がないことが多い。

血尿の診断でもっとも重要なことは、糸球体性か非糸球体性かを鑑別することである。血尿の診断チャートを図に示した。まず尿沈査で円柱と変形赤血球の有無を確認する。尿中に変形赤血球（70％以上の赤血球）や数多くの病的円柱（顆粒円柱、脂肪円柱、赤血球円柱など）を認める場合には、糸球体性血尿である。一方、尿沈査に円柱、変形赤血球がない場合、非糸球体性の可能性が高い。尿路感染を尿沈査の白血球数で鑑別し、超音波、CTなど画像検査を中心に診断を進める。

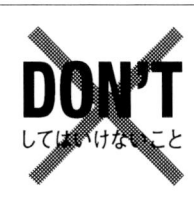

DON'T してはいけないこと

❶ 腎・尿路系悪性腫瘍の検索を怠る
❷ 蛋白尿合併例を放置する

❶ 腎・尿路系悪性腫瘍の検索を怠る

非糸球体性血尿を疑う患者で大切なことは、腎・尿路系悪性腫瘍を見逃さないことである。40歳以上の男性では、健診の尿検から膀胱腫瘍が発見されるケースが多く、特に慎重な対応が必要である。尿細胞診と超音波、CT、経静脈的排泄性腎盂造影（IVP）などの画像診断をおこない、泌尿器科にも積極的にコンサルトした方がよい。

❷ 蛋白尿合併例を放置する

糸球体性血尿では、尿蛋白の定量が非常に重要な意義を持つ。すなわち、1日の尿蛋白量が0.5g/day以上の血尿患者では、糸球体疾患の可能性が高い。腎生検を含めた精査が必要であり、腎臓専門医に紹介すべきである。1.0g/day以上の高度蛋白尿合併患者では進行した糸球体疾患の可能性がきわめて高く、放置することは許されない。

図 血尿の診断チャート

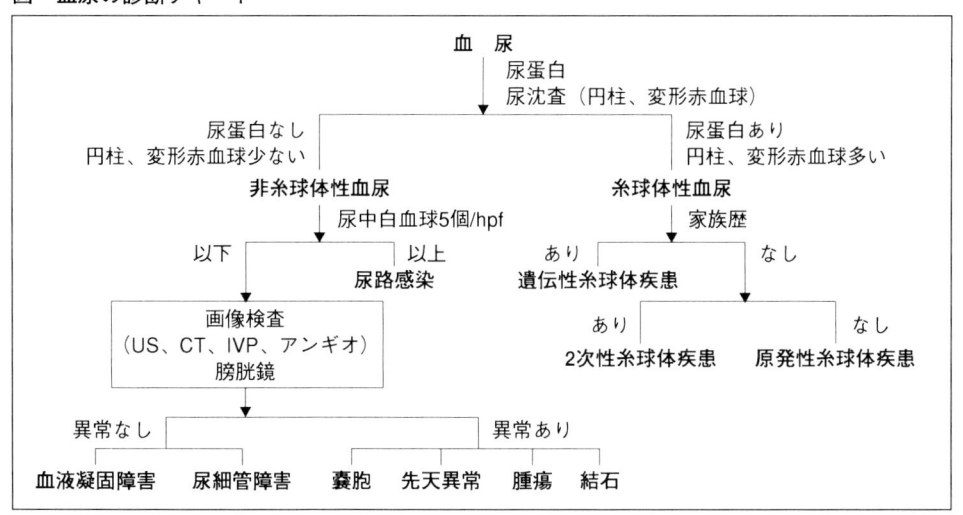

蛋白尿

聖マリアンナ医科大学 腎臓高血圧内科　白井小百合　木村健二郎

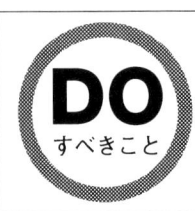

DO すべきこと

1. 尿蛋白陽性が真の結果であるかを確かめる
2. 良性蛋白尿か病的蛋白尿かを区別する
3. 病的蛋白尿であった場合、腎性か非腎性かを区別する
4. 腎性蛋白尿であった場合、糸球体性か尿細管性かを区別する
5. 病歴を聴取する

❶ 尿蛋白陽性が真の結果であるかを確かめる

　試験紙法で健康人の尿蛋白は陰性であり、随時尿で尿蛋白（＋）以上は、蛋白尿陽性と考えてよい。ただし、蛋白尿が認められても有意な所見でないこともあり注意しなければならない。

　特に、女性では生殖器からの分泌物が混入して蛋白尿と誤られることがある。月経時あるいはその前後などは避けるか、繰り返し検尿をおこなう必要がある。男性や小児・老人でも類似の原因による誤診が見受けられる。このようなときには、随時尿前半の尿を捨てさせ、中間尿を採取させることが大切である。正常者尿でも長時間放置すると、細菌の繁殖をきたしたり、判定を誤ることになるので、新鮮尿を用いて判定しなければならない。

❷ 良性蛋白尿か病的蛋白尿かを区別する

　蛋白尿が確実に陽性と考えられる場合には、この蛋白尿が病的な蛋白尿か、腎に器質的な病変を伴わない良性生理的蛋白尿かを区別する必要がある。

　良性蛋白尿は、労作後・寒冷時・熱性時に認められる機能性蛋白尿と起立性蛋白尿がある。機能性蛋白尿は通常一過性であるため、繰り返しの検尿で診断することが可能である。起立性蛋白尿の診断は、睡眠前排尿させ、起床直後排尿した尿を安静時尿とする。その後、来院させ、尿検査をおこなった尿を来院時尿とする。前者が尿蛋白陰性、後者が陽性の場合、起立性蛋白尿を疑い、起立の負荷検査で確認する。起立性蛋白尿は若年者や痩せている人に多く、腎血流量の変化が関係すると考えられている。良性蛋白尿が否定されて初めて病的蛋白尿の鑑別をおこなっていく。

❸ 病的蛋白尿であった場合、腎性か非腎性かを区別する

　非腎性蛋白尿の場合、さらに腎前性、腎後性に区別される。腎前性のものは血漿中に異常な蛋白が出現し、糸球体において濾過されて尿中に出現したものである。尿細管において再吸収されるが、再吸収量以上に濾過された場合に尿中に出現する。代表的なものにBence-Jones蛋白がある。その際はB細胞腫瘍増殖性疾患やアミロイドーシスなどの疾患を考慮し血中、尿中の免疫電気泳動によりBence-Jones蛋白、異常免疫グロブリンの有無を確認する。このほかヘモグロビン尿、ミオグロビン尿、白血病などの血液疾患において認められる。腎後性蛋白尿というのは尿路性蛋白尿ともいわれ、腎盂以下の尿路より出現する浸出液や分泌液などの混入によるものである。膀胱炎、前立腺炎、結石、腫瘍、フィラリア症などが原因となる。非腎性蛋白尿が否定された場合、腎疾患性蛋白尿の鑑別をおこなっていく。

❹ 腎性蛋白尿であった場合、糸球体性か尿細管性かを区別する

　腎疾患性の場合は、糸球体性、尿細管性に大別される。前者は何らかの糸球体障害のために糸球体基底膜の蛋白透過性が亢進して、主としてアルブミンが尿中に漏れ出るものである。たとえば糸球体腎炎においては、正常時に認められる糸球体毛細血管のsize barrierあるいはcharge barrierが障害を受け、この結果蛋白が漏出することになる。臨床的にはもっとも高頻度に認められ、一般的に尿中の蛋白排泄量が多い。持続性蛋白尿で蛋白排泄量が多い（1g/日以上）患者では、進行性の糸球体疾患である可能性が高く注意を要する。逆に0.5g/日以下の場合にはあまり進行性の無いことが多い。原発性の腎炎以外に糖尿病、膠原病、アミロイド症の腎障害などにも糸球体性蛋白尿が認められる。尿細管性蛋白尿というのは、近尿細管障害のためにα_1マイクログロブリン（α_1MG）、β_2マイクログロブリン（β_2MG）などの低分子蛋白が再吸収されないことから出現するものである。この蛋白尿は多くは1日1g以下である。原因疾患にはFanconi症候群、薬剤や重金属による尿細管障害がある。

[糸球体性蛋白尿を示唆する所見]

1. 1日1gを越える蛋白尿（ただし、これ以下であっても否定はできない）。高分子蛋白も尿中に漏出し、血清蛋白と同様の泳動パターンを示す。
2. 糸球体病変に起因する尿沈渣所見を伴うもの：変形赤血球、尿細管上皮ならびに各種円柱。
3. 除外診断：尿細管性尿蛋白、血清蛋白異常に伴う尿蛋白（Bence-Jones蛋白など）、ならびに下部尿路疾患。
4. 確定診断は組織診断による。

図　蛋白尿の鑑別・分類

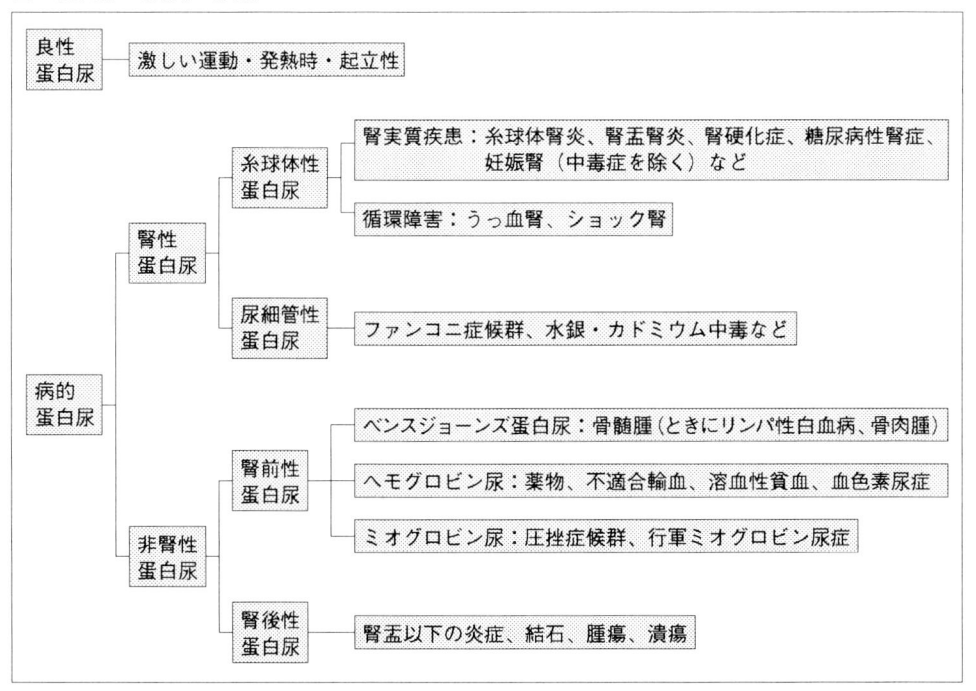

- 良性蛋白尿 — 激しい運動・発熱時・起立性
- 病的蛋白尿
  - 腎性蛋白尿
    - 糸球体性蛋白尿
      - 腎実質疾患：糸球体腎炎、腎盂腎炎、腎硬化症、糖尿病性腎症、妊娠腎（中毒症を除く）など
      - 循環障害：うっ血腎、ショック腎
    - 尿細管性蛋白尿 — ファンコニ症候群、水銀・カドミウム中毒など
  - 非腎性蛋白尿
    - 腎前性蛋白尿
      - ベンスジョーンズ蛋白尿：骨髄腫（ときにリンパ性白血病、骨肉腫）
      - ヘモグロビン尿：薬物、不適合輸血、溶血性貧血、血色素尿症
      - ミオグロビン尿：圧挫症候群、行軍ミオグロビン尿症
    - 腎後性蛋白尿 — 腎盂以下の炎症、結石、腫瘍、潰瘍

[尿細管性蛋白尿を示唆する所見]
1. 1日1g以下の蛋白尿（分子量が10,000〜45,000の低分子蛋白が多い）。
2. 尿中 α_1MG、β_2MG、NAG、そのほかの血中小分子量蛋白の排泄（ただし、β_2MGはpH5〜6.5の環境では不安定）。

❺ 病歴を聴取する

全身性疾患、特に糖尿病、SLE、高血圧、熱性疾患ならびに糸球体障害をきたす感染症（B型肝炎、C型肝炎、梅毒、細菌性心内膜炎、後天性免疫不全症候群など）の有無を聴取する。紅斑などの皮疹や関節炎の既往も、血管炎や全身疾患の存在を疑わせる。また妊娠と腎は互いに密接な関連をもち、妊娠中の蛋白尿の出現に注意する。急激な体重減少を伴っている場合には、糸球体疾患（膜性腎症など）を合併することが多い悪性腫瘍にも留意する。薬剤による尿細管、間質障害で蛋白尿が出現することも多く、抗生物質（アミノグリコシド系、セファロスポリン系、テトラサイクリン系、アンホテリシンBなど）、重金属（水銀、金、タリウムなど）、ペニシラミン、抗てんかん薬、抗腫瘍薬、NSAIDの服用状況、および麻薬や覚醒剤などの注射の使い回しに関しても聴取する。

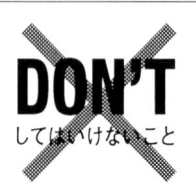

DON'T してはいけないこと

❶ 学校および会社の検尿をおろそかにする
❷ 外来での尿蛋白定量を鵜呑みにする
❸ やみくもに腎生検をする
❹ 食事、生活指導を怠る
❺ 高血圧、高脂血症、糖尿病を放置する

---

❶ 学校および会社の検尿をおろそかにする

健診で無自覚・無症状のまま検尿により見つけ出された蛋白尿・血尿のことを無症候性蛋白尿・血尿（chance proteinuria and/or hematuria）という。

この時期に症状が無いからといって医療機関を受診せず、放置してしまうと慢性的に経過進行し、末期腎不全の尿毒症状態に陥ってしまうことがある。

❷ 外来での尿蛋白定量を鵜呑みにする

尿蛋白試験紙はアルブミンにもっとも鋭敏に反応し、頻用されている尿蛋白試験紙では、（±）が尿中アルブミン濃度5mg/dl、（＋）が30mg/dl、（2＋）が100mg/dl、（3＋）が300mg/dl以上に相当する。試験紙法で蛋白尿の持続が確認されたら、24時間蓄尿で1日尿蛋白量を定量する必要がある。全尿採取が困難であれば、全尿量の1/50量だけ蓄尿される「ユリンメートP」（住友ベークライト社）を使用すると便利である。しかし蓄尿が確実かどうかの判定をおこなう必要がある。早朝尿あるいは随時尿の尿蛋白濃度（mg/dl）と同時に尿中クレアチニン濃度（mg/dl）を測定し、その値で割った値（g/g_Cr、1gのクレアチニンあたりの尿蛋白量）が1日尿蛋白排泄量（g/日）に近似してよく相関することが知られており、臨床上有用である。

❸ やみくもに腎生検をする

大量の蛋白尿を示す場合（特にネフローゼ症候群）は、糸球体障害の可能性が非常に高いので、必要に応じて腎生検をおこなう。また、顕著で持続する蛋白尿で、沈渣で赤血球や赤血球円柱がみられる場合や、高血圧や腎機能障害がある場合、診断されていない全身疾患の可能性が高い場合には腎生検をおこなう。ただし、小児〜若年成人のネフローゼ症候群では微小変化型であることが圧倒的に高いので先にステロイド治療を開始して、反応

が悪い場合に腎生検をおこなうことでよい。基本的に蛋白尿が1.0g/日以上の場合は、腎不全に進行する危険があるので腎生検が必要となる。また、1.0g/日未満の蛋白尿でも、同時に血尿や尿沈渣に異常があり、糸球体腎炎が疑われる場合は、腎生検が必要となる。

腎臓には、心拍出量の約1/4に相当する血流量が供給されており、腎生検の後に十分な止血がおこなわれないと、大量の出血により患者の生命が脅かされる危険性が生じる。その場合、腎動脈塞栓術や腎摘出術などの観血的方法によって止血せざるを得なくなることも、ごくまれには起こる。したがって、次に示したような出血の危険性が高いと考えられる病態では、腎生検は禁忌である。

[腎生検の禁忌]
1. 片腎
2. 出血傾向（抗凝固薬服用中も含む）
3. 高度の高血圧（薬物でもコントロール不可能な場合）
4. 急性腎盂腎炎
5. 嚢胞腎、水腎症
6. 腎奇形（血管系も含む）
7. 萎縮腎
8. 高度の心不全
9. 呼吸停止のできない場合、非協力者

❹ 食事、生活指導を怠る

腎炎・ネフローゼ患者に対する食事療法の考え方は、過去20年の間に大きく変化した。尿蛋白量が高度であるからといって高蛋白食を摂らせないことは重要であるが、過剰な蛋白制限が免疫力を低下させる危険性があり0.6〜0.8g/kg/day程度の蛋白制限に留めるのが一般的である。

従来、腎炎・ネフローゼ患者に対しては安静が治療の基本であった。しかし近年は薬物による治療成績の向上とともに患者の生活の質が問われる時代となってきた。安静や運動制限を加えることが病態の悪化を抑制するということも一理あるが、過度の制限はかえって体力の低下を招き、また深部静脈血栓症などの余病の合併を生ずる危険性が増す。

❺ 高血圧、高脂血症、糖尿病を放置する

尿蛋白の原因となっている疾患に対する対策とともに尿蛋白や腎障害を悪化させる因子に対しても十分に対策をたてなければならない。アンジオテンシン変換酵素阻害薬（ACEI）やアンジオテンシンⅡ受容体拮抗薬はほぼ同等の降圧作用を示し、ともに尿蛋白減少効果、腎保護作用を有することが大規模臨床研究で明らかにされている。これらは作用機序が異なるため併用することによる有効性が期待できる。一般に降圧目標は130/85mmHg以下、尿蛋白が1g/day以上ある場合には125/75mmHg以下への降圧が推奨されている（日本高血圧学会、高血圧治療ガイドライン）。

高脂血症が糸球体硬化促進因子であることは多くの基礎的および臨床的成績からも明らかであり、その機序として変性LDLによる糸球体細胞障害が示されている。したがって、糸球体硬化の進展抑制に脂質代謝を改善させる治療法が重要と考えられる。

糖尿病患者では厳格な血糖コントロールが糖尿病性糸球体硬化への進行を抑制するうえで重要である。また、1型糖尿病性腎症では膵移植により血糖コントロールを厳格にすることで結節性硬化病変も可逆的に修復されることが報告されている。

意識障害

VII 神経

順天堂大学医学部脳神経内科　森　秀生

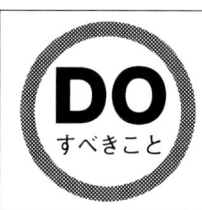

DO すべきこと

❶ 病歴を聴取する
❷ 一般身体所見をとる
❸ 全身管理をする
❹ 神経学的診察をする

❶ 病歴を聴取する

　意識障害をきたした原疾患の診断のために、病歴を周囲にいた人、目撃者から聴取する。病歴の要点は2つである。

　①「意識障害が突然起こったか、緩徐進行性か」突然起こったものであれば外傷、脳血管障害、てんかんを示唆する。緩徐進行性は中枢神経系感染症、代謝性疾患を示唆する。

　②慢性疾患の罹患の有無（てんかん、糖尿病、高血圧、腎疾患、肝疾患、心疾患など）を聴く。

❷ 一般身体所見をとる

　頭蓋、顔面の外傷の有無をみる。舌の咬傷は痙攣発作の証拠になる。

　バイタルサインをチェックし異常があれば、それに対する治療を開始する。発熱は中枢神経系の感染（髄膜炎、脳炎）か、二次的中枢神経系の障害をきたす感染症（塞栓を生じる心内膜炎、敗血症）の可能性がある。高度の低血圧は全般的な脳血流の低下をきたし、直ちに治療する必要がある。心房細動があれば脳塞栓の可能性がある。心雑音があれば細菌性心内膜炎が疑われる。

❸ 全身管理をする

　神経学的診察をおこなう前に、救急のABC—気道（airway）、呼吸（breathing）、循環（circulation）—の評価・管理をおこなう。血液ガスを採取し、呼吸不全が見られる場合は気管内挿管、人工呼吸の適応となる。血液ガスによりアシドーシス、アルカローシスの有無をみる。静脈ルートを確保する。同時に検査のための血液、尿を採取する。血液検査では血糖値は必ずみる。低血糖であったり、血糖値がすぐにでないが低血糖の可能性がある場合は50％ブドウ糖50mLを静脈投与する。ブドウ糖を投与するときは、ウェルニッケ脳症を防ぐため、ビタミンB_1（サイアミン）100mgの静注を先におこなう。採血により一般血液、生化学検査をおこなう。

❹ 神経学的診察をする

　神経学的診察は以下の要領でおこなう。

　①意識レベルをみる。単に昏睡とか昏迷とかの記載だけでは各人によって捕らえ方の違いがある場合があるので、呼名や痛み刺激に対する反応性などを具体的に記載することも心掛ける。さらにJapan coma scaleやGlasgow coma scaleなどの意識障害のスケールを利用することは経過をみるうえでもよい。

　②脳神経系では眼底（鬱血乳頭—頭蓋内圧亢進、高血圧脳症、硝子体出血—くも膜下出血）をみるクセをつけておく。瞳孔不同、対光反射の減弱の有無をみる（脳ヘルニアの徴候）。昏睡の患者では耳に冷水を注入して眼球運動を誘発させるカロリックテストも脳幹機能を評価するのに役立つ。カロリックテストは臥位で頭を30度前屈させ、体温より10℃以上低い冷水を外耳道に注入する。昏睡の患者では注入側に眼球が緊張性に偏移するが、脳幹機能の障害があれば、この動きに異常が

みられる。

③運動機能を評価する。自発的な四肢の動き、刺激に対する反応をみて麻痺の有無や除脳肢位や除皮質肢位などの異常肢位がみられないかをみる。四肢の腱反射、バビンスキー徴候の有無をみる。

④呼吸をみる。意識障害のある患者では舌根沈下などの上気道閉塞を起こし易いので、みられるときは対処する。また脳のさまざまなレベルの病変によって特有の呼吸パターンがみられる（Cheyne-Stokes呼吸、失調性呼吸など）。Cheyne-Stokes呼吸であれば切迫した状態ではないといえる。

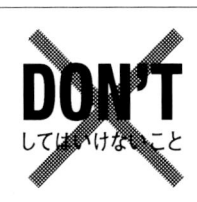

DON'T してはいけないこと

❶ 優先順位を考えずに一律に検査をする
❷ 経過の監視をせずに漫然と治療する
❸ 高血圧に対しすぐに降圧薬を投与する

---

❶ 優先順位を考えずに一律に検査をする

髄膜炎が疑われるのに、一律にCT検査を最初におこなうのは貴重な時間を失うことになる。まず髄液検査をおこなう。痙攣がみられる場合は抗けいれん薬の投与により痙攣を止めることをまずしなければならない。くも膜下出血が疑われればまずCT検査をおこない、異常が見られない場合、髄液検査によりくも膜下出血の有無を確認する。腰椎穿刺は脳ヘルニアの危険性のある大きな頭蓋内病変、血液凝固異常、穿刺部位の皮膚に感染がある場合は禁忌である。脳卒中が疑われた場合は、CTで脳出血が否定されれば、急性期の脳梗塞の診断のためにMRIのとくに拡散強調画像が有用である。

❷ 経過の監視をせずに漫然と治療する

意識障害をおこす疾患は病態が変化する。脳ヘルニアを起こして病状の悪化することもある。瞳孔不同の有無に注意する。理学的所見に加えて、画像や脳波での評価を継続する。脳出血や大きな脳梗塞はCTで病巣や浮腫の拡大がないか評価する。脳波の検査も診断や経過を監視するのに役立つ。

❸ 高血圧に対しすぐに降圧薬を投与する

頭蓋内圧亢進があるときに、脳循環を保つために血圧が高くなる。降圧をおこなうと脳循環が低下することがある。悪性高血圧（収縮期血圧＞220mmHgまたは拡張期血圧＞120mmHg）や、脳出血で血圧が非常に高いとき（収縮期血圧＞200mmHg，拡張期血圧＞100mmHg）以外はすぐに血圧を下げてはいけない。

VII 神経

失神

順天堂大学医学部脳神経内科　森　秀生

DO すべきこと
1. 失神のときの状況をよく聞く
2. 病歴より失神の原因を推察する
3. 重大な器質的疾患を見逃さないために理学的所見をとる
4. 適切な検査を選び鑑別をすすめる

❶ 失神のときの状況をよく聞く

　失神は脳への一時的な血流の途絶により一過性に意識消失（通常は数分以内）を起こす状態を指す。医師が診るときには回復して、症候がない場合が多い。したがって失神の診断および失神の原因を診断するには失神のときの状況をよく聞きだすことが大切である。

　失神はてんかん発作と間違えられたり、紛らわしいことがある。特にてんかんとの鑑別や失神の原因の同定を念頭において問診をおこなうことが大切である。失神でも意識消失が20秒以上長くなると四肢、体幹に痙攣がみられることがある。しかし、その場合は長く続くことはない（10秒以下）。まれに失禁や一過性の頭痛がみられることもある。しかし、四肢の硬直はみられない。また全身痙攣にみられるように舌をかむことはない。患者は臥位になると意識を取り戻す。失神の発作後には意識変化や疲労、倦怠感を伴うことはない。これらの点がてんかん発作とは異なる。このようなことが失神のときに起こったか周囲の人から情報を得ることが大切である。そのため発作をみた目撃者に電話をしたりして、詳細な情報を得る必要がある。

　失神の前には動悸を感じたり、気分不快感、体が揺れている感じがするなどの前兆を感じることが多い。

❷ 病歴より失神の原因を推察する

　失神の原因としては血管迷走神経性失神がもっとも多く、健康人でも起こりうる。血管迷走神経性失神は長時間の立位、精神的ストレス、疲労、感情の変化などで誘発されやすい。特定の状況によって起こる失神としては排尿（排尿時失神）、排便（排便性失神）、咳（咳失神）、嚥下（嚥下性失神）などがある。頸動脈洞性失神のときは首を過伸展にしたり、捻転するときに起こる。舌咽神経痛のときに起こる失神では失神に先行して、口腔、咽頭、舌に痛みが出現する。起立性低血圧も失神の原因となる。起立性低血圧が疑われるときは降圧薬、抗うつ薬などの原因となる薬剤の服用がないかを聞くことも必要である。

　このような血管緊張や血液量の異常によるものが失神の原因の大部分であるが、それ以外に不整脈などの心臓の異常によるものがある（心臓性失神）。心臓性失神では、前兆が明らかでなく突然起こることが多い。また突然死などの家族歴があればQT延長症候群などの心疾患を疑う。

❸ 重大な器質的疾患を見逃さないために理学的所見をとる

　大部分の失神では理学的所見に異常がみられないが、心疾患などまれではあるが重大な疾患が原因になっていないか理学的所見をとる。不整脈や心不全、弁膜症などの心疾患の有無がないか脈拍や心臓の聴診をおこなう。頸部の聴診で動脈硬化による頸部雑音の有無を聴取する。

　起立性低血圧の有無を簡便にみるためには臥位と立位での血圧測定をおこなう。

また末梢神経障害による自律神経障害も失神の原因となるので、末梢神経障害の有無をみるため感覚障害や腱反射の低下、消失の有無をみる。

❹ 適切な検査を選び鑑別をすすめる

失神と類似の状態の鑑別のため、また失神の原因の診断のため検査をおこなう。その場合病歴、理学的所見をもとに検査を選ぶ。

a. 貧血がないか血算をみる。
b. 低血糖がないか血糖値をまた他に血液電解質や心筋虚血のときの逸脱酵素の測定をする。
c. 不整脈の有無をみるため、心電図をとる。

必要によっておこなわれる検査としては、

a. 失神を誘引する状況がなく起きた場合や、強直性あるいは持続する間代性痙攣がみられたときはてんかん発作の鑑別のため脳波の検査をおこなう。脳波の検査は睡眠時脳波もとるようにする。
b. 失神を起こすような状況もなく、前兆がなく失神が起きたとき、あるいは心電図で異常がみられるときは重篤な不整脈の有無をみるため、Holter心電図などで長時間の記録をおこなう。また心エコーをおこなう。
c. 起立性低血圧があるときは、ほかの自律神経の異常（排尿障害、インポテンツ、発汗異常など）がないかをみる。四肢に感覚低下や腱反射の低下があり末梢神経障害が疑われるときは末梢神経伝導速度の検査をおこない、末梢神経障害の有無をみる。

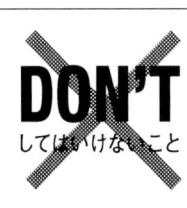

DON'T してはいけないこと

❶ 問診などが不十分で、てんかん発作としてしまう
❷ 問診などで失神の鑑別をせずに検査を過剰にする
❸ 失神を安易に血管迷走神経性失神としてすます

---

❶ 問診などが不十分で、てんかん発作としてしまう

失神発作をてんかん発作として、抗てんかん薬を投与してはいけない。
てんかん発作が除外できないときは脳波検査を繰り返す。

❷ 問診などで失神の鑑別をせずに検査を過剰にする

失神のときにルーチンにおこなうべき検査に加えてさらに必要な検査をおこなうかどうかは病歴や理学的所見から選択すべきである。

❸ 失神を安易に血管迷走神経性失神としてすます

血管迷走神経性失神はそれを引き起こす状況が多くみられる。また前兆がみられることがしばしばである。そのような病歴がないのに心臓迷走神経性失神として、自律神経系の異常（起立低血圧性）や不整脈などの心疾患などの器質的疾患を見逃してはならない。

痙攣

VII 神経

順天堂大学医学部脳神経内科　森　秀生

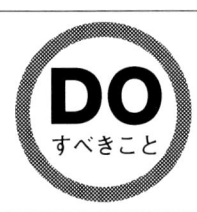

DO すべきこと

❶ 詳細に病歴を調べる
❷ 痙攣の鑑別のための検査をする
❸ てんかん発作と診断したときは発作型を決め、またてんかんおよびてんかん症候群の分類に基づく診断をする
❹ 痙攣発作が持続しているときは、痙攣重積状態を考え、救急処置をし、診断と治療を迅速にする

❶ 詳細に病歴を調べる

　痙攣を示すものは代表的のものはてんかん発作であるが、てんかん発作と鑑別を要するものに急性症候性痙攣、偽性てんかん発作（ヒステリー性てんかん発作）、不随意運動などがある。これらの鑑別のためにはまず詳細の病歴聴取が重要である。そのためには発作の目撃者から直接情報を得ることも大切である。てんかんと診断する前にこれらの疾患を鑑別する必要がある。また、いままで痙攣発作が起こしたことがあるのか、てんかんと診断されていたら抗てんかん薬が処方されていたか、服薬はきちんとされていたか、てんかん発作を誘発するような状況がなかったかを確認する。また既往歴として頭部外傷の有無、アルコール多飲などの生活歴も聞く。

❷ 痙攣の鑑別のための検査をする

　てんかんの診断がなされていない場合、痙攣発作で来院したときには「てんかん発作」か「急性症候性痙攣」かを鑑別する。急性症候性痙攣とは最近起こったあるいは現在も続いている急性疾患によって引き起こされた痙攣である。
　急性症候性痙攣の原因としては1）脳梗塞、脳出血、静脈洞血栓症などの脳血管障害、2）髄膜炎、脳炎などの中枢神経系感染症、3）急性散在性脳脊髄炎、4）脳腫瘍、5）アルコール離脱、6）薬物中毒、薬物離脱、7）尿毒症、低血糖、低ナトリウム血症、低カルシウム血症などの代謝異常、8）ミトコンドリア異常症などの代謝性疾患などがある。痙攣発作が止まった後に、理学的所見、神経学的所見をとらなければならない。また血液生化学検査（血算、CRP、血糖、BUN、クレアチニン、電解質、肝機能、血清カルシウム）と共に、抗てんかん薬を服用している患者の場合抗てんかん薬の血中濃度を測定する。麻痺などの神経学的な局所症状がみられるときは脳血管障害や脳腫瘍を考え頭部CT、MRIをおこなう。ただし、痙攣発作後に一過性に麻痺が出現することがある（Toddの麻痺）。
　脳波はてんかん発作の診断に重要である。脳波検査はてんかん発作が起こってから早い時期のほうがてんかん関連の異常脳波がみつかりやすい。1回の脳波検査で必ずしもてんかん関連の異常脳波がみられるとは限らない。繰り返し脳波を記録することでその検出率はあがるので異常脳波がみられないときは3回まで検査する。その場合、睡眠時の記録をとることも異常脳波の検出率をさらに上げるので大切である。

❸ てんかん発作と診断したときは発作型を決め、またてんかんおよびてんかん症候群の分類に基づく診断をする

　てんかんの発作型を国際分類に基づき決める。これは抗てんかん薬を選択するうえで大切である。発作型の分類はまず、部分発作か全般発作にわける。さらに部分発作では意識の障害を伴わない単純部分発作と意識の障害を伴う複雑部分発作、部分発作からの二次性

全般化にわける。

　抗てんかん薬は発作型をもとに決める。次に、発症年齢、発作型、脳波所見、あるいは画像所見を参考にして、てんかんおよびてんかん症候群の国際分類のどれにあてはまるかを決める。これはいわばてんかんの疾患の診断であるが、予後を予測する意味でも重要である。

❹ 痙攣発作が持続しているときは、痙攣重積状態を考え、救急処置をし、診断と治療を迅速にする

　痙攣重積状態が考えるときは以下の手順で治療をおこなう。
1) 酸素を投与する。
2) バイタルサインを測定する。
3) 静脈を確保する。
4) 低血糖の有無が不明なときは成人ではビタミンB_1を100mg静注したのちに、50%ブドウ糖を50ml静注する。
5) ジアゼパム0.2mg/kgを5mg/分の速度で静注する。5分経過しても止まらない場合は、ジアゼパムを再度同量静注する。
6) フェニトイン15〜20mg/kgを成人では50mg/分より遅い速度で静注する。その間　心電図と血圧をモニタリングする。
7) それでも痙攣が止まらないときは人工呼吸器を装着し、チオペンタールまたはプロポフォールの持続投与による麻酔をおこなう。

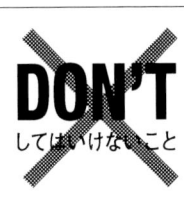

DON'T してはいけないこと

❶ 抗てんかん薬をはじめから多剤投与する
❷ 抗てんかん薬を中止するときに、多剤服用患者で一度に2剤あるいはそれ以上を中止する
❸ 痙攣発作が持続するのを放置する

---

❶ 抗てんかん薬をはじめから多剤投与する

　抗てんかん薬は発作型に基づいて1剤から始める。部分発作であればカルバマゼピンから開始する。全般発作ではバルプロ酸を第一選択薬とする。単剤投与で効果がないときは、まず十分な量に増量する。それでも効果がないときに追加投与を考える。

❷ 抗てんかん薬を中止するときに，多剤服用患者で一度に2剤あるいはそれ以上を中止する

　発作が2年以上なければ薬剤の中止できる可能性があるので、薬剤を中止するかどうか患者と話し合う。ただし、全般性強直性間代性発作の場合などは再発が起こりやすいので慎重に考える。

　抗てんかん薬の減量は徐々におこなう。抗てんかん薬の減量中や中止後6ヶ月は自動車の運転は避けるようにする。高いところの作業などもおこなわないようにする。

❸ 痙攣発作が持続するのを放置する

　意識障害を伴う痙攣発作が持続するときは、ただちに痙攣を止めないと、脳に器質的損傷をきたす（痙攣損傷）。痙攣重積状態とは、痙攣発作か、短い痙攣が頻発してその間も意識の回復がない状態が30分以上続くときと定義されているが、5分以上痙攣が持続するときは痙攣重積状態に移行しやすので、すべきの項の❹を参照にして処置をおこなう。

頭痛

順天堂大学医学部脳神経内科　森　秀生

DO すべきこと
1. よく問診をする
2. 理学的所見、神経学的所見をとる
3. 頭痛の分類に基づき診断を考える
4. 直ちに必要な検査をする

❶ よく問診をする

　頭痛の診療にあたっては、ほかに症状がみられないことが多いので特に頭痛がどのようなものであるか問診が大切である。問診にあたっては急性に起こった頭痛（急性頭痛）か長期にわたって繰り返し反復してみられる慢性頭痛かをまず考えてみる。急性の頭痛では、いままで経験のしたことのない強い頭痛の場合、くも膜下出血を疑わなければならない。また、ほかに神経症状を呈していなくても脳出血のこともある。

　慢性頭痛の中では緊張型頭痛と片頭痛が代表的である。現在　片頭痛に対して各種のトリプタン製剤が発売されているので、緊張型頭痛と片頭痛の鑑別は大切である。それには頭痛の性状が脈を打つような拍動性のもの（片頭痛）か頭を締め付けられるような痛み（緊張型頭痛）、頭痛の場所が半側（片頭痛—しかし片頭痛でも両側性のこともある）か、後頭部から首筋にかけて（緊張型頭痛）か、また随伴症状として閃輝暗点の前兆があったり、吐き気や音や光に対する過敏を伴う（片頭痛）か、首筋や肩こりがある（緊張型頭痛）かを聞く。

　また、緑内障や副鼻腔炎、中耳炎など眼科や耳鼻科領域の疾患でも頭痛をきたすことがあることを念頭においておく。目のかすみや、鼻汁、耳の痛みの有無を確認する。

❷ 理学的所見、神経学的所見をとる

　理学的所見や神経学的診察も大切である。発熱は風邪に伴う頭痛でもみられるが髄膜炎の所見でもある。帯状疱疹のときには神経痛が先行するので、頭皮や顔面の神経痛では帯状疱疹の発疹がでてくるか注意を要する。

　側頭動脈炎では浅側頭動脈に圧痛と硬結がある。眼底所見は、頭蓋内圧亢進症状としての鬱血乳頭の有無やまた硝子体出血がくも膜下出血でときにみられることがあるので大切である。項部硬直などの髄膜刺激症候は、くも膜下出血や髄膜炎でみられる。ただしこれらの疾患でも髄膜刺激症候がみられない場合があるので注意を要する。

❸ 頭痛の分類に基づき診断を考える

　以上の点からどのような頭痛か診断を決める。そのためには頭痛の国際分類（表1）のどれに相当するかを考えるとよい。

表1　頭痛の国際分類

1. 片頭痛
2. 緊張型頭痛
3. 群発頭痛
4. 器質的病変を伴わない各種頭痛
5. 頭部外傷に伴う頭痛
6. 血管障害に伴う頭痛
7. 非血管性頭蓋内疾患に伴う頭痛
8. 原因物質 あるいはその離脱に伴う頭痛
9. 頭部以外の感染症に伴う頭痛
10. 代謝障害に伴う頭痛
11. 頭蓋骨、頸、眼、耳、鼻、歯、口腔などによる頭痛、顔面痛
12. 頭部神経痛、神経幹痛、求心路遮断疼痛
13. 分類できない頭痛

❹ 直ちに必要な検査をする

　急性頭痛でくも膜下出血、脳出血の鑑別の

ためには頭部CTをおこなう。また慢性硬膜下血腫も特に若年者では頭痛の原因になり、頭部CTで診断できる。若年者の慢性硬膜下血腫は頭部CTでわかりにくいことがあり、見逃さない注意が必要である。頭痛の原因となる脳腫瘍の診断にも頭部CTが役立つ。くも膜下出血では頭部CTで所見を示さないことがあり、くも膜下出血の疑いが残る場合は腰椎穿刺をおこなうべきである。発熱があり、ほかに風邪の症状がなく、頭痛が持続するときは髄膜炎を疑って腰椎穿刺をおこなう必要がある。腰椎穿刺をおこなうときは、慢性硬膜下血腫があると脳ヘルニアをおこすことがあるので（特に若年者）事前に頭部CTで慢性硬膜下血腫がないことを確認する。

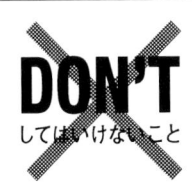

DON'T してはいけないこと

❶ 問診や理学的検査をせず、頭痛の分類を考えずに鎮痛薬の処方で済ます
❷ 鎮痛薬を長期に服用する
❸ トリプタン製剤を心筋梗塞の既往があったり虚血性心疾の患者に投与する

---

❶ 問診や理学的検査をせず、頭痛の分類を考えずに鎮痛薬の処方で済ます

頭痛にはくも膜下出血や脳出血、脳腫瘍など脳の器質的疾患からくることもあり、また慢性頭痛も片頭痛と緊張型頭痛では第一選択薬が異なるので診断をよくつめる。片頭痛ではトリプタン製剤が有効である。片頭痛の診断には国際頭痛学会の診断基準が参考になる（表2, 3）。

❷ 鎮痛薬を長期に服用する

鎮痛薬を長期乱用することにより慢性頭痛が起こることがある。そのため鎮痛薬は必要以上には長期に服用するようにしてはならない。

❸ トリプタン製剤を心筋梗塞の既往があったり虚血性心疾の患者に投与する

片頭痛の急性期の治療にはトリプタン製剤が第一選択薬になるが、本剤は血管収縮作用をもつので、特に心筋梗塞の既往歴、虚血性心疾患患者には禁忌となる。

表2 前兆を伴わない片頭痛の診断基準

A. B-Dを満足する頭痛発作が5回以上ある
B. 頭痛の持続時間は4-72時間
C. 以下の4項目のうち少なくとも2項目を満たす
　1. 片側性頭痛
　2. 拍動性
　3. 中等度から高度の頭痛（日常生活を阻害する）
　4. 階段の昇降あるいは類似の日常運動により頭痛が悪化する
D. 頭痛発作中に少なくとも下記の1項目
　1. 悪心および／または嘔吐
　2. 光過敏および音過敏
E. 次のうち1項目を満たす
　1. 病歴、身体所見・神経所見より、器質疾患による頭痛を否定できる
　2. 病歴、身体所見・神経所見より、器質疾患による頭痛が疑われるが、適切な検査により除外できる
　3. 器質疾患が存在するが、経過より片頭痛との関連が否定できる

表3 前兆を伴う片頭痛の診断基準

A. Bを満足する頭痛発作が2回以上ある
B. 以下の4項目のうち少なくとも3項目を満たす
　1. 大脳皮質-および／または脳幹の局所神経症候と考えられる完全可逆性の前兆がひとつ以上ある
　2. 少なくともひとつの前兆は4分以上にわたり進展する。2種以上の前兆が連続して生じてもよい
　3. いずれの前兆も60分以上持続することはない。ただし2種以上の前兆があるときは合計の前兆の時間が延長してもよい
　4. 頭痛は前兆後60分以内に生じる
　　（頭痛は前兆の前、または同時に始まってもよい）
C. 次のうち1項目を満たす
　1. 病歴、身体所見・神経所見より、器質疾患による頭痛を否定できる
　2. 病歴、身体所見・神経所見より、器質疾患による頭痛が疑われるが、適切な検査により除外できる
　3. 器質疾患が存在するが、経過より片頭痛との関連が否定できる

めまい

日本医科大学第二内科　永山　寛　片山　泰朗

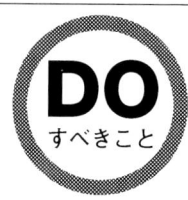

DO すべきこと

❶ 問診から読みとれることは多い
❷ 理学的な診察をきちんとする
❸ 適切な各種検査を施行する

❶ 問診から読みとれることは多い

●問診を始める前に

一口にめまいといってもその原因は多岐にわたるため診断を進めるうえで問診は欠かせない。検査もやみくもに施行するのではなく、問診にて鑑別診断を絞って診断を進めていく。問診でまず考えなければいけないのが患者の訴えが本当にめまいに相当するか否かということである。そもそもめまいとは、「外界および患者自身が実際は運動していないのに動いているように感じる異常感覚」と定義される。日常の診療のなかで患者自身がめまいとして訴える内容も、医師から見れば頭痛、疲労、失神といったものに分類されることはよく経験することである。これらの可能性を問診の開始時にまず考える。

●症状の内容を把握する

次にめまいの内容を聞く。めまいの分類はさまざまなものがあるが、まずは内耳から脳幹にかけての前庭性めまい、それ以外の原因による非前庭性めまいに分けられる。さらに前者は末梢前庭性めまいと中枢前庭性めまいに分類できる。この末梢前庭性めまいと中枢前庭性めまいは症状も異なり、例外はあるものの、一般的には末梢前庭性めまいでは自己または周囲が回転する回転性めまい(vertigo)が多く、一方中枢前庭性めまいでは浮遊感や揺れるような感じがする浮動性めまい(dizziness)が多いとされる。

また、めまいが生じた(生じる)状況も診断の一助となる。脳血管障害などでは発症は急であり、頭位めまいでは特定の頭位をとったときに生じやすく、メニエール病では聴覚異常を伴う。

●既往歴をチェックする

めまいの診断にとっては既往歴も非常に重要である。頭位めまい症やメニエール病では発作としてめまいを繰り返すので、これまで同様な発作を繰り返していないか、以前にこのような疾患と診断されていないかを確認する。また糖尿病や高脂血症、高血圧は心疾患や脳血管障害の危険因子である。不整脈や起立性低血圧などの循環器系障害は非前庭性めまいの原因の一つであり、脳幹梗塞や椎骨脳底動脈循環不全などの脳血管障害では中枢前庭性めまいの原因となりうる。

❷ 理学的な診察をきちんとする

血圧、脈拍、体温、胸部聴診など一般身体所見は必ず施行する。心不全や不整脈が疑われた場合には心電図や胸部X線などの検査に進む。循環器疾患でも、めまい(非前庭性めまい)を主訴に受診して初めて指摘できることもあるので心に留めておくべきである。神経学的な診察は特に重要であり、軽微でも特徴的な徴候を見逃さないようにし、脳梗塞が否定できないときは迷わず入院させるように心懸ける。脳幹梗塞時には浮動性めまいと嘔気・嘔吐を伴い眼振も多方向性や垂直性であることが多いが、必ずしも麻痺を呈さないことに注意するべきである。比較的遭遇する機会が多いWallengerg症候群(延髄外側症候群)では、病側の小脳症状、Horner症状、顔面の知覚低下(時に対側)及び対側半身の温痛覚低下(振動覚は正常)を呈し、急性期にはめまい・嘔吐を伴うことが多いが一般的に麻痺は認められない。一方、末梢前庭性めまいでは回転性めまいを呈し嘔気・嘔吐を伴うこともあるが、眼振は定方向性の水平眼振または

水平回旋混合眼振を呈することが多い。

❸ 適切な各種検査を施行する

緊急性の高い場合は速やかに検査へと移行する。脳血管障害が疑われれば拡散強調画像を含む頭部MRIを施行することが望ましい。もしMRIの施行が不可能であった場合には最低でも頭部CTを施行する。頭部CTが施行できない医療機関であれば直ちに施行できる医療機関に搬送する。このとき大切なのは、頭部CTではめまいの原因となることが多い脳幹梗塞がきわめて評価しにくいこと、発症早期（特に発症後約24時間未満）の梗塞巣は描出しにくいことに注意すべきである。判定が疑わしければ脳梗塞として入院を考慮する。

また循環器系障害が疑われた場合には症状に応じた検査を施行する。しかし非前庭めまいの原因は貧血、低血糖、甲状腺機能低下症など多岐に渡るため、原因が判然としないときには一般血液生化学的検査を施行することも考慮する。

DON'T してはいけないこと

❶ 対症的な加療のみに終始する
❷ とりあえず診断する
❸ 不定愁訴の一環としてみなしてしまう

---

❶ 対症的な加療のみに終始する

めまいの原因は多岐にわたるため、原因によってその対処方法も大きく異なる。症状を軽快させる目的で直ちに加療することには問題ないが、その後にまったく診察・検査をしなかったり、不十分な問診や診察のうえで対症的な加療をただ繰り返すだけでは、脳梗塞など緊急の高い疾患を見逃す可能性も秘めている。診断が困難と思われたときには速やかに神経内科や耳鼻咽喉科といった専門医に相談することも考慮する。

❷ とりあえず診断する

よくわからないけれどもとりあえず診断する、といった行為は絶対に慎むべきである。効果的な加療をおこなうためにも、診断は細心の注意を払って正確につけるようにする。以下の疾患はめまいに関連して比較的よくみかけるものであるが、診断に際して注意すべきことがいくつかある。

● メニエール病

「既往にメニエール病があります」という患者は非常に多いが、実際のメニエール病の有病率はめまい疾患の約5％程度と決して高くはない。この疾患ではめまいといった前庭症状のほかに、耳鳴りといった蝸牛症状も存在する。随伴する症状を聞き出し、必ず診察・検査をしたうえで診断するようにしたい。

● 一過性脳虚血発作

一過性脳虚血発作でもめまいを呈する可能性は確かにある。しかし、めまいのみの症状で簡単に一過性脳虚血発作と診断してはいけない。失神や浮動性めまいは、単独で出現した際には一過性脳虚血発作とはみなさない徴候となっていることに注意すべきである。この場合も随伴する症状を聞き出し、必ず診察や検査をしたうえで診断する。

❸ 不定愁訴の一環としてみなしてしまう

性格というものは人によってさまざまである。なかには僅かな症状でも心配して来院する患者もいる。確かにめまいは普遍的な訴えではあるが、症状が軽いからといって診察も検査もしないで取り合わないことは慎むべきである。経験的事例ではあるが、めまいとしての訴えは中枢前庭性めまいのほうが末梢前庭性めまいより軽度なことも少なくない。軽いめまいを訴えた患者を診察し僅かな協調運動障害がみられたため、直ちに頭部画像診断を施行したところ、小脳梗塞であったこともある。軽微な症状であっても的確な問診、診察、検査を常に施行するよう心掛けたい。

興奮・錯乱

日本医科大学第二内科　永山　寛　片山　泰朗

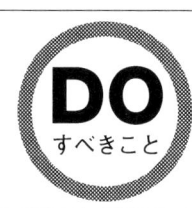

DO すべきこと

1. まず落ち着いて対処する
2. 全身状態を把握する
3. 患者を取り巻く環境を整理する
4. 神経学的な診察をおろそかにしない
5. 緊急検査を施行する
6. 原因に応じて適切に対処する

❶ まず落ち着いて対処する

一番大事なのは落ち着いて対処することである。暴れている患者をみたときには慣れていなければ恐怖を感じることさえあるだろうが、ほかの医療スタッフと連携して適切に対処する。ときには薬物を使用しての鎮静が余儀なくされることもあるが、この時は興奮状態ばかりにとらわれず鎮静が可能な疾患なのかを冷静に考え、施行を試みるなら呼吸抑制などにも必ず注意を払うようする。医師が慌ててしまえば処置はまったく進まない。

❷ 全身状態を把握する

興奮・錯乱状態の患者をみたとき、瞬時に全身状態を把握することは必ずしも容易ではないが、ポイントを押さえながら最低限必要な項目は必ずチェックする。まずはバイタルサインを確認する。通常のように血圧や体温を測定することが不可能なときには、鼠径部や手関節で脈拍が触れるか、呼吸が浅くないかまたはアルコールなどの臭気がないかを観察する。可能なら経指的サチュレーションモニターも使用する。このときに外傷の有無、四肢の動きに左右差がないかも確認する。緊急を要する問題があればただちに対処する。

❸ 患者を取り巻く環境を整理する

次にどのような原因によるのかを患者を取り巻く環境から考えていく。多くの場合、家人や救急隊員からの聴取が主となるが、もし本人の受け答えが可能であれば本人からも事情を聴取することも忘れてはならない。興奮・錯乱状態にある患者の訴えをすべてを鵜呑みにすることは誤った判断を招く危険性もあるが、つじつまが合う範囲で総合的に判断する。群発頭痛や外傷による極度の痛みのため一過性に興奮状態となったが、自らある程度正確に状況を伝達できた患者を経験したこともある。

さらに以前から痴呆症状を呈していなかったか、何かの疾患により定期的に通院していなかったか、または常用している薬物はなかったか、アルコールの過剰摂取はなかったかなどの生活状況を確認する。既往歴では精神科疾患の既往も詳細に聞く。普段はまったく正常であった者が急に興奮や錯乱を呈した場合には、脳血管障害や硬膜下血腫などの外傷性疾患が疑われ、呼吸器疾患や肝疾患の患者でも原疾患の急激な悪化によって錯乱ともいえる症状を急に呈することもある（肺性脳症、肝性脳症）。糖尿病で薬剤治療を受けている患者では低血糖でもせん妄様症状を呈することもあるので注意したい。痴呆性疾患の患者が夜間になって暴れ出すときは夜間せん妄の可能性を、常用している薬物やアルコールの過剰摂取がある場合にはこれらの中毒による影響も考えられる。

❹ 神経学的な診察をおろそかにしない

場合によっては神経学的な診察が難しいこともあるが可能な範囲で必ず評価をする。脳梗塞や硬膜下血腫などの疾患は、麻痺や眼球偏位の有無、瞳孔の状態から疑うことができる。ここで注意をしておきたいのは麻痺がないからといって脳梗塞が否定できる訳ではない、ということである。感覚失語（流暢性失語）は優位半球（ほとんどの場合左半球）側頭葉の障害で生じ原因の多くが脳梗塞であり、「何か意味不明なことを喋っている」などと形容され、麻痺を伴わないことが多い。

この失語では錯語が著明であり、物品の呼称をしてもらうと評価が可能である（たとえば「はさみ」を見せて、「これは何ですか」と聞いたとき「はみさ」と答える）。

❺ 緊急検査を施行する

脳血管障害が疑われればただちに頭部画像検査を施行する。しかし頭部CTでは発症早期には必ずしも脳梗塞を指摘できないこともあるので注意が必要である。アルコールによる興奮・錯乱であっても外傷による二次的な疾患も存在することがあり、神経学的な評価をおこなったうえで必要なら直ちに頭部画像診断を施行する。また必要に応じて血液ガス分析や血糖および血中アンモニアも含む一般血算生化学的検査をただちに施行することも考慮する。

❻ 原因に応じて適切に対処する

診察や検査の結果、疾患を特定したうえで適切に対処する。診断に苦慮したときや専門的な処置が必要なとき、迷わず専門科にコンサルトする。診察や治療に困難をきたす場合には鎮静もやむをえないこともあるが、あくまでも一時的な処置であり、これで終わりではなくここからが始まりである。疾患によっては経過観察が致命的になることも忘れてはならない。

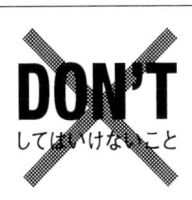

DON'T してはいけないこと

❶ 身体抑制にて対処する
❷ すぐに精神疾患と診断する
❸ すぐに向精神薬を投与する

---

❶ 身体抑制にて対処する

興奮・錯乱のため必要な医療行為がおこなえないときにはやむをえないこともあるが、身体の抑制は可能な限り控えるべきである。痴呆患者にみられる夜間せん妄などは薬物での対処も可能である。痴呆患者を抑制することは人権の侵害に当たるだけではなく、拘束によるストレスがさらに痴呆を悪化させることも知られている。このようなときでも基本的には四肢の拘束はおこなわず、ベッドからの転落を防ぐ目的で腰部をベッドに固定する（タッチガード）程度の抑制に留めるべきである。やむをえず四肢を抑制するときは、必ず家族の承諾を得てからおこなうようにする。あくまでも緊急避難的な措置であり、これが医療行為であるという認識を持ってはいけない。

❷ すぐに精神疾患と診断する

これまで書いてきたように興奮・錯乱の原因も一元的なものではない。確かに精神疾患の一部分症で生じることもあるが、すぐに統合失調症などの精神疾患と診断することは避けるべきである。20歳台後半以降であれば統合失調症が初発することはきわめてまれであることは是非覚えておきたい。精神疾患の既往があった場合にも、なにもせずにすぐに精神科に対応を求めるのではなく、まずは医師として自分の目で患者をみたうえで、精神科領域の疾患と判断した場合にはじめてコンサルトする。

❸ すぐに向精神薬を投与する

興奮・錯乱の対処として向精神薬を使用することは少なくないが、必ず患者の全身状態を考慮したうえで施行する。薬剤の種類にもよるが多少なりとも呼吸に影響を及ぼすことは否めず、アルコール中毒や脳血管障害などでは呼吸停止をきたすことも少なくない。特に神経変性疾患が原因の痴呆患者では、薬物の副作用によってparkinsonismが出現したり、場合によっては悪性症候群となることもある。肝機能や腎機能障害がある場合にも投与薬剤によっては肝機能が悪化したり薬剤効果が遷延することもある。すぐに薬物に頼るのではなく、使用すべき状況なのか、使用しても可能な状態なのかを必ず考慮してから使用する。原疾患を把握できていない状況下での向精神薬の使用は好ましくないが、やむをえず使用するときはいつでも気道確保をできる状態でおこなうようにする。

四肢のしびれ

DO すべきこと
1. 問診をおろそかにしない
2. 理学的な診察をきちんとする
3. 疾患に応じて緊急検査を施行する

❶ 問診をおろそかにしない

普遍的な愁訴であるにも関わらず治療に難渋することも少なくなく敬遠されがちな症候であろう。しかし病歴や診察から得られた情報を一つずつ整理していくと、基本的な病態が見えてくることが多い。その意味でも診察の前に、まずは発症した状況・環境を把握する必要がある。患者側が訴えるしびれには、感覚低下、感覚過敏や異常感覚といった医師側が通常しびれと捉える症状のほかに、軽度の脱力や、Parkinson病などで筋緊張が亢進した場合も含まれていることがある。感覚障害以外の原因が疑われるときはもちろんのこと、特に感覚障害に麻痺などほかの症候が付随する場合には感覚障害にとらわれず幅広く問診をおこなうようにする。

● 発症状況を把握する

次に発症した状況を聞く。突然しびれが発症したのか、または以前からしびれが存在していたのか。突然に発症した場合にはその時に何をしていたのかも重要になる。階段から落ちたとか、指圧を受けていたなどの要因も外傷による受症転機として重要である。以前からしびれが存在していた場合には、いつ頃から存在するのか、しびれの程度は大きくなっているのか、変化が無いのかを聞くようにする。

今度はしびれの範囲を正確に聞き出す。これは非常に重要で、問診が曖昧であればこれからおこなう診察や依頼する検査内容にも大きく影響してしまう。両側の四肢末端に限局するのか、一側の上肢または下肢に限局するのか、左右どちらかの半身に限局するのか、腹部以下両側に存在するのか、など。両側に症状が限局する場合には左右差の有無も聞くようにする。

● 既往歴を確認する

しびれに関与する全身疾患は数多い。糖尿病を罹患している場合にはHbA1cなどのコントロール状況、罹患年数を聞くようにする。また現在投与されている薬剤も正確に聞き出し、できればすべての薬剤について副作用として神経障害がないかをチェックする。内分泌疾患、肝不全、腎不全なども代謝性要因でしびれ（末梢神経障害）をきたすことがある。

● 生活歴も重要である

重金属や有機溶剤を扱う仕事に従事していなかったか、関節（特に手関節）を過度に動かす仕事をしていなかったか。また現在は比較的まれだが栄養欠乏でしびれをきたす患者も存在する。経験的にはこのような患者はアルコール過量摂取者に多く、原因としてはアルコール代謝に伴うビタミン消費やアルコール摂取時の偏食が考えられる。アルコール摂取の有無・摂取量も必ず聞くようにする。

❷ 理学的な診察をきちんとする

● まずは一般身体所見から

理学的な診察では、まず全身を対象とした診察を施行する。皮膚所見ではしびれがある部位の色調変化（帯状疱疹）や下肢の潰瘍性変化（糖尿病）の有無が重要である。また全身疾患の評価としての頸部（甲状腺）、腹部の視診・触診も重要である。

● 神経学的所見は丁寧に

神経学的診察では問診で聴取した内容を参考に診察を進めていく。感覚障害以外の症候が付随することもあり、診察は運動機能や協調運動機能まで綿密に診察する。この時に感覚の検査はしびれを自覚している部位だけでなく頭部も含めた全身の検査を施行し、障害

が多発神経障害、（多発）単神経障害、神経根障害、脊髄障害、脳幹障害、大脳半球障害などのどれに相当するかを考える。四肢深部反射も診断には有用で、一般的には末梢神経障害で低下し錐体路を含む中枢神経系障害があれば亢進する。温痛覚と振動覚は必ず別個に診察し、感覚解離の有無をみる。Wallenberg症候群は感覚解離をきたす代表的な疾患で、体幹部では障害対側で温痛覚のみが低下する。手と口周囲にしびれが限局する場合（Cheiro-oral症候群）には視床外側部などの脳梗塞が、指先にしびれ感が存在するときには変形性頸椎症による神経根障害や、手根管症候群などの絞扼性末梢神経障害が疑われる。

❸ 疾患に応じて緊急検査を施行する

緊急性の高い疾患を見逃さないようにする。脳血管障害が疑われれば頭部画像診断を施行する。出来れば拡散強調画像を含むMRIを施行することが望ましいが、施行が不可能であった場合には最低でも頭部CTを施行する。しかし頭部CTでは発症早期では所見が認められないこと、Wallenberg症候群などの脳幹梗塞巣や感覚障害のみをきたす視床外側部の小さな梗塞巣は認められにくいことにも留意すべきである。

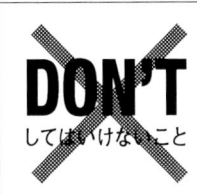

DON'T　してはいけないこと

❶ すぐにビタミン剤を投薬する
❷ 原因を検索せずに様子をみる
❸ 単一の原因のみを考える

---

❶ すぐにビタミン剤を投薬する

しびれの治療としてビタミンB_{12}が用いられることが多い。ビタミンB_{12}には髄鞘形成促進作用など末梢神経障害の治療に有効であるとの報告もあるが、この薬剤がすべてのしびれに著効するわけではない。診察や検査もしないで薬剤を投与したり、原因がまったく解らないからとりあえず処方するといった行為は絶対に慎むべきである。ビタミンB_{12}製剤を投与するときは、病因が末梢神経障害に基づくと考えられてから初めて投与するようにしたい。効果が無いときも漫然と投与せず、原因を検索しながらほかの治療法も考えるようにしていきたい。

❷ 原因を検索せずに様子をみる

「しびれ」といわれると不定愁訴の一環と捉えてしまう臨床家も少なくない。しかし診察もしないで「たいした症状ではないので様子をみましょう」といった行為は慎むべきである。それが精神的な要因であったとしても症候には何らかの原因は存在するはずであり、大きな症状でなくとも脳血管障害など緊急性の高い疾患が隠れていることもある。診察・検査の結果に基づいて経過観察することはあっても症状が悪化したり変化したときにはただちに対処するべきである。

❸ 単一の原因のみを考える

鑑別診断の余地が狭いことも非常に大きな問題である。しびれをみてすぐに糖尿病や変形性頸椎症などの単一の原因にのみ帰することは決してあってはならない。また糖尿病に罹患している患者であったとしても、経過中に生じたしびれがすべて糖尿病による末梢神経障害とも限らず、糖尿病は脳血管障害の危険因子でもあるので脳梗塞によるしびれの可能性も疑われる。このような意味でもきちんと診察をし、幅広く診断の鑑別をしていくことを心懸けたい。

その他注意したいこと

診断結果に応じて治療をおこなうことになるが、薬剤投与だけが治療なのではなく生活指導も治療の一環であることを忘れてはならない。たとえば手首を過度に使用する仕事に従事している患者が手根管症候群と診断されたときには、可能な範囲で手首の使用を制限しないと根本的な解決にはならない。

感覚障害

東京慈恵会医科大学神経内科　川口　祥子

VII　神経

DO すべきこと

❶ 表在感覚と深部感覚の区別をする
❷ 表在感覚障害の場合、感覚低下か感覚過敏か、自発的に生じている異常感覚（dysesthesia）か、触られる刺激などで生じる異常感覚（paresthesia）か判断する
❸ 感覚障害の分布を把握してから局在診断、病因診断と進める
❹ 突然発症は救急対応で診断する
❺ 痒みの訴えの場合掻いても気持ちよくならない痒みか確認する

❶ 表在感覚と深部感覚の区別をする

患者は感覚障害の訴えに対しさまざまな言葉で表現してくるが、一方で何とも表現しがたく、診察で聞かれて困っている場合にもよく遭遇する。まず大別して表在感覚と深部感覚の障害を確認しなければならない。なぜならばこの2種類の感覚は経路が違っており、詳細な診察により障害部位をある程度推測できる点で診断に重要な所見であるからである。

表在感覚は触覚、痛覚、温度覚を意味し、表皮や皮下組織に受容器を分布しており、刺激を受けると細い線維により上行して後根から脊髄に入り、後角でニューロンを代えて脊髄の前方（灰白交連）を交差し、反対側白質から脊髄視床路を形成して大脳・小脳へその情報を伝えている。

深部感覚は受容器が筋・腱の内部に存在し、比較的太い線維で上行して後根から脊髄に入り、すぐに同側脊髄後索を上行して延髄に伝え、そこでニューロンを代えて反対側へ移り内側毛帯を形成し、身体の動きや位置の感覚を視床に伝える。

このような知識を備えたうえで感覚検査をおこなうと、たとえば触覚には異常がなく痛覚・温度覚のみ障害される、いわゆる感覚解離を見逃すことはない。感覚解離を示す病態には脊髄空洞症、脊髄腫瘍、脊髄血管障害、脊髄後索（深部感覚）障害の代表的疾患である脊髄癆、Wallenberg症候群のような脳幹部の障害などがある。感覚検査の大事な点は、身体の表面を調べているように映るかもしれないが、前述したように身体の表面を通して実ははるか大脳まで探っているということであり、重要な神経疾患を見逃さず、速やかに神経内科専門医療にのせるということを忘れてはならない。

❷ 感覚低下か感覚過敏か、自発的に生じている異常感覚（dysesthesia）か、触られる刺激などで生じる異常感覚（paresthesia）か判断する

以下、❷❸の項目の中で表在感覚について述べる。

大別すると感覚低下、感覚過敏、異常感覚、痛みなどに分けられる。患者はこのような用語で訴えることはなく、違和感でもよく「しびれる」という表現で訴えることが多い。従ってこのような訴えのみであっても再度詳しく聞き出すことが診断の助けとなり重要なことである。

感覚低下の場合、「畳の上を歩くとき、一枚ストッキングをかぶったような」とか「触ったとき何か一枚あってその上から触られているような」感覚と訴えることが多い。

異常感覚の場合も患者はよく「しびれている」と訴える。この場合神経学的には痛みを伴うものか、じんじん感、ぴりぴり感、ちくちく感かなどその性状が病態診断に役立つことが多いためさらに詳しい問診が必要である。

❸ 感覚障害の分布を把握してから局在診断、病因診断と進める

　なぜ感覚障害の分布の把握が必要かというと、これによりある程度の局在診断に近づくことができるからである。感覚障害の分布が末梢神経の分布に沿うのか、脊髄から出たすぐ後の神経根の分布か、あるいはこのような末梢神経系の問題ではなく、中枢神経系の問題、いわゆる脊髄障害、脳幹・大脳の障害の特徴を呈しているのか、初期診断を考えるうえで感覚障害の分布の評価は非常に大切である。

1. 一側上肢または下肢

　後述するが、診断に関しては発症形式、経過、筋力低下や筋萎縮など運動神経の障害も伴うのかなど、そのほかの神経学的徴候にも注目しなければならない。概して感覚障害の検査は患者の主観によるところが大きい。刺激の慣れの問題もあり、教科書にあるような末梢神経の分布やデルマトームに必ずしも一致しないことが多い。したがって重要なことは筋力の評価を合わせておこなうことである。総合的に評価してより正しい局在診断を心掛けなければならない。

　臨床では根障害と末梢神経障害はどちらか明確にしがたい場合もよく経験するため、そのような場合には電気生理学的検査や画像診断などの補助診断を活用するとよい。しかしあくまでも大事なことは患者の訴えと経過、そして神経学的所見であることを強調しておく。よくわからないときは所見をそのまま記録しておくことが重要で、後になって正しい診断に導かれる重要な徴候はどういうことだったのかがわかってくることもある。

　以下に頻度の多い末梢神経障害および神経根障害の診察のポイントを示す。

(1) 正中神経障害とC6-7神経根障害
(2) 尺骨神経障害とC8-Th1神経根障害
(3) 橈骨神経障害

　まず末梢神経の鑑別を以下に示す。患者は手がしびれると訴えることが多いが、このような漠然的な訴えの場合の正中・尺骨・橈骨神経それぞれの鑑別のポイントは、各神経が固有に支配している皮膚の感覚検査をおこなうとよい。またその原因として臨床的に頻度が高い疾患に絞扼性（圧迫性）ニューロパチーがある。正中神経障害の手根管症候群、尺骨神経障害のGyon管症候群と肘部管症候群などがあるが、特徴的な徴候は、手根管症候群の場合、掌側手関節部をトントンと叩くことで母指から環指まで放散する痛みを認めるTinel徴候、手関節を強く屈曲させるとしびれが増強するPhalen徴候、Gyon管症候群では掌側小指側の手関節部、肘関節尺側の肘部管でのTinel徴候を確認すると参考になる。

　末梢神経遠位と高位および神経根障害の鑑別で有用な所見は以下の通りである。末梢神経遠位の場合は基本的には手関節より遠位部の障害で前述した所見の範囲の感覚障害を示す。一方、たとえば正中・尺骨神経に分岐していく高位もしくは根障害では感覚障害が前腕や手背部にもおよび、また橈骨神経の高位での障害では上肢全体の外側域に感覚障害を認めるのが特徴的である。

　また筋力低下の所見にも注目する。感覚障害のみならず運動障害も伴うことが多く、正中神経や尺骨神経の障害の場合いずれも患者は箸や鉛筆が持ちにくいとか字がうまく書けないと訴えることが多く、橈骨神経障害の場合手首があがらないといった訴えがある。このように脱力や筋力低下が示唆される場合、末梢神経障害か神経根障害かの鑑別には筋力テストが有用である。低下を認めた筋群が手内筋に障害が強く各神経支配に基づいているか、あるいはC5レベル、C6レベルなど髄節レベルにあっているかを評価して判断する。また神経根障害が疑われた場合、頸椎症、腰椎症の確認のため頸椎、腰椎のX線検査をおこなうことが基本である。

(4) 総腓骨神経障害

　下肢外側から足背にかけての感覚障害を認めるが典型的には足部小指側や膝上の大腿外側部は障害されない。特に総腓骨神経より分

岐した深腓骨神経の固有の皮膚支配領域は拇指と第2指の間の足背部であるためこの部位の感覚障害を確認するとよい。より上位の神経根障害の場合には膝上の大腿外側部にも障害がおよぶことがあり参考となる。

2. 両側四肢対照的分布
いわゆる四肢遠位に障害の強い手袋・靴下型の分布を示す感覚異常である。

3. 支配神経の分布とあわない5本の手指先端の分布
このような末梢神経や神経根障害のカテゴリーにあてはまらない特殊な分布で異常感覚を訴える場合多発性硬化症を念頭におく。疑われたら神経内科医の診察が必要である。
☆図に臨床で比較的多く遭遇する障害分布と障害の局在を示す。

❹ 突然発症は救急対応で診断する
●突然、後頚部の激しい痛みが先行して感覚異常を両側上下肢に認める場合は脊髄血管障害、脊髄膿瘍なども鑑別する必要がある。発症形式、経過を詳細に聴取し、神経所見をとる。脊髄に病変があることを疑った場合、膀胱直腸障害を伴っているか確認することも重要である。脊髄障害の場合には両側性の病態を示すが臨床的には感覚障害がある程度左右差を認めることもある。

●突然顔面および半身に、感覚異常を訴える場合、脳血管障害、あるいは脳器質的疾患を念頭におき画像で確認する。脳血管障害で脳梗塞の場合はCTでは発症直後や脳幹病変を画像で確認できないことはよく知られた事実であるが、MRI拡散強調画像の場合、高信号で病変をとらえられる。しかし臨床ではそれでもすべての症例で病変を確認できるとは限らない。画像に診断を求めるのではなく、発症形式、経過、所見より脳血管障害を疑ったら初期治療を開始し、その後の症状の経過を追って時期を経て画像で確認し診断することが望ましい。

❺ 痒みの訴えの場合痒いても気持ちよくならない痒みか確認する
痒みも感覚障害の一つととらえておくことが重要である。神経内科領域では、痒みの訴えがあった場合、それが**痒**いて気持ちいいのか、**痒**いても**痒**いても一向に改善しないのかを確認する。気持ちよくならない痒みを特徴とする疾患に多発性硬化症がある。典型的で重症の場合あまりに**痒**いてしまい皮膚潰瘍まで形成してしまった症例もあるほどである。このような症例の場合遅れることなく神経内科への受診を奨めてほしい。

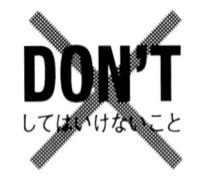

DON'T してはいけないこと
❶「しびれる」という訴えのみで薬を処方する
❷「しびれ」という患者の訴えの内容を聞き出さず鵜呑みにする
❸ 深部感覚障害の評価を忘れる
❹ ピン、筆、温度覚のための試験管などの用具を使わず判断してしまう

---

❶「しびれる」という訴えのみで薬を処方する

❷「しびれ」という患者の訴えの内容を聞き出さず鵜呑みにする

❸ 深部感覚障害の評価を忘れる
ときに運動障害と誤ることがある。

❹ ピン、筆、温度覚のための試験管などの用具を使わず判断してしまう
正しい刺激が正しい結果につながり診断の誤りが少なくなる。これらの用具は使い慣れたものを常に持っていてほしい。

図　障害分布と障害の局在

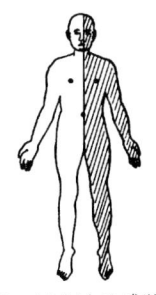

1. 中脳レベル以上の感覚障害

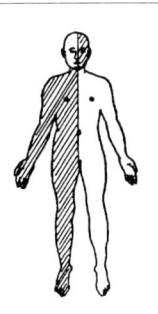

2. 脳幹レベルの感覚障害もしくは
温・痛覚障害の代表的なWallenberg症候群

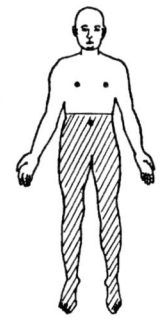

3. 完全な脊髄横断障害

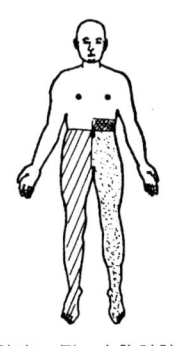

4. 脊髄半側障害　例：左胸髄障害
障害部位レベル：温・痛覚、触覚障害
右下肢：温・痛覚障害
左下肢：振動覚・位置覚障害

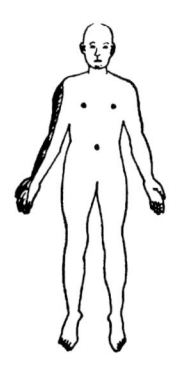

5. 頚部神経根障害の例

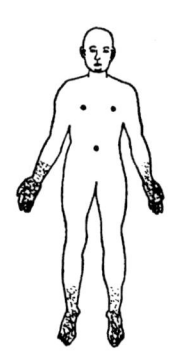

6. 末梢性神経障害：多発神経炎（手袋・靴下型分布）

尿失禁

VII 神経

東京慈恵会医科大学神経内科　川口　祥子

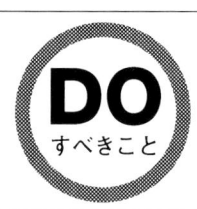

DO すべきこと
1. 症状の神経学的な側面をよく聴取する
2. 排尿パターンの記録、残尿測定をする
3. 痴呆、歩行障害などほかの神経学的徴候を伴っていたら、至急脳CT検査などをする

❶ 症状の神経学的な側面をよく聴取する

　正常排尿行動とは以下の一連の排泄関連動作をいう。約250～350mlの尿をもらさずに蓄尿でき、排尿にいたるほど十分に蓄尿されていない段階で尿意を感じるのではなく、十分量の蓄尿がなされた段階での尿意を感じることができる。そしてトイレの場所を認知してトイレへ行き、バランスを保ちながら下衣をおろすなどの排泄の準備をおこなう。この間まだ排尿してはいけないという大脳からの抑制がかかっていなければならず、我慢をすることができなければならない。排尿時には容易に、残尿なく完全に排尿でき、排泄を済ませた後は後始末をして下衣をあげ部屋へ戻る。

　尿失禁を考える場合、これらの一連の行動のなかでどの部分が問題で支障をきたしているのかをよくとらえないと対処方法を誤ることになる。

　尿失禁は次のような障害で起こる。まず大脳皮質の最高排尿中枢の障害では正常な尿意がなくなり、排尿は橋が最高排尿中枢となり反射性の膀胱収縮によっておこなわれることになる。随意的に排尿したり、トイレまで行く間の意識的に排尿を我慢することはできなくなる。また大脳皮質ではなく、大脳基底核系の障害の場合にも最高排尿中枢は橋となり、正常な尿意や随意的な排尿は可能であるが、膀胱が充満すると抑制ができず、抑制不能の反射性排尿となってしまう。臨床的にはパーキンソン病およびパーキンソン症候群の疾患によく認められる病態である。

　頸・胸髄の完全横断損傷の場合には脊髄中枢が排尿中枢となり、脊髄性の反射による収縮で失禁となる。この場合膀胱充満を大脳へ伝える情報も障害されるため尿意はない。

　腰・仙髄損傷、馬尾神経損傷の場合には、これまで述べた排尿中枢からの指令は届かず反射機能も障害され、膀胱壁内神経系や短経路系の神経系に依存したまったく上位からのコントロールを受けない自律性収縮のみとなり、膀胱や尿道の緊張が保てなくなる。この場合膀胱は一定量以上に尿が蓄尿されると壁の伸展に伴って膀胱内圧が上昇し、尿道括約筋の収縮による閉鎖圧を上回り、溢流性尿失禁を呈するようになる。また急激な体動、咳、くしゃみなどで膀胱が一過性に圧迫を受けても失禁してしまう、いわゆる腹圧性尿失禁も生じる。

　以上のメカニズムをよく理解したうえで症例の失禁の病態とその責任病巣を把握し、失禁にいたるどの部分の障害なのかをよく考えて、薬剤、ケア、リハビリテーションなど総合的アプローチが必要である。

❷ 排尿パターンの記録、残尿測定をする

　失禁を呈している場合、前述のごとくその神経学的背景を探りどのような障害なのかを知るためにも排尿パターンや残尿の有無を確認することは重要である。たとえ随意的な排尿を認めていても多量の残尿のある溢流性の排尿の場合には、器質的下部尿路疾患を除外

しておかないと経過中に腎盂腎炎や水腎症を発症してしまう。残尿測定は間欠的膀胱カテーテルや排尿後の超音波検査によって測定される。50ml以上の残尿は異常であり排尿異常を示している。

そのほかの検査としては少なくとも、尿検査、BUN、クレアチニンをチェックする。腎機能障害が疑われるときは経静脈的腎盂造影と泌尿生殖器超音波検査、腹部CT、クレアチニンクリアランスをおこなう。尿動態検査（ウロダイナミズム）は排尿生理機能の病態を反映するので有用である。

❸ 痴呆、歩行障害などほかの神経学的徴候を伴っていたら、至急脳CT検査などをする

失禁という病態を、時間をかけてみていける病態なのか、救急疾患として見逃してはいけない病態なのか注意しておかなければならない。特に排尿に関する最高中枢は前頭葉にある。最近言動がおかしい、よく物忘れをするようになった、小刻みに歩いてしまう、あるいは歩けなくなった、失禁してしまうようになったと家族がつきそって受診する場合がある。一言で痴呆と決めつけてはならない。このような場合まず正常圧水頭症や慢性硬膜下血腫・水腫を疑い、アルコール歴や転倒の有無・頻度を聴取し、緊急で脳CTを施行すべきである。なぜならばこれらの病態の場合は症例によっては脳室・腹腔シャント、血腫除去術などで症状が劇的に改善するからである。正常圧水頭症の原因は脳脊髄液の吸収障害による水頭症であるが、このような病態を引き起こすくも膜下出血や髄膜炎の既往のある症例に多いと言われている。しかし臨床場面では原因不明のことも多い。シャント術による症状の改善の可能性は、くも膜下出血や髄膜炎後の場合で70％、原因不明で30％程度である。また前頭葉に関してはそのほかにも髄膜腫など腫瘍性疾患も除外しておく必要があり、前頭葉病変が疑われた場合は画像検査が必要である。このように「失禁する」という主訴には治療可能な病態があることを念頭におき、障害が残らないようにするためにも全体的な診察は必須である。

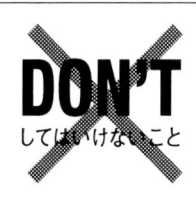

DON'T してはいけないこと

❶ 高齢者に安易に尿道カテーテルを挿入する
❷ 失禁というだけで膀胱機能のみにとらわれ、すぐに薬剤に頼る
❸ 正常圧水頭症のような治療可能な疾患を見逃す

---

❶ 高齢者に安易に尿道カテーテルを挿入する

蓄尿の過程を経ずに排尿となるため膀胱壁は伸展せず、従ってどのくらい蓄尿されたか膀胱壁からの上位への情報、いわゆる尿意は感じない。長期使用になると蓄尿機能が低下し、カテーテル抜去後に少しの蓄尿での膀胱壁の伸展ですぐに尿意を感じてしまい頻尿となってしまう。また痴呆を伴う症例では一連の排泄関連動作が必要ないため、さらに痴呆が進行し、排泄の自立ができなくなり、おむつ使用となってしまう。可能な限りリハビリパンツ、ポータブルトイレの使用などで排泄関連動作を維持し、排泄の自立へ促していく方向性を持っていなければならない。

❷ 失禁というだけで膀胱機能のみにとらわれ、すぐに薬剤に頼る

❸ 正常圧水頭症のような治療可能な疾患を見逃す

不眠

東京慈恵会医科大学神経内科　川口　祥子

DO すべきこと

❶ よく話を聞き、睡眠障害の背景を探る
❷ 不眠症と関連する症状・症候群を念頭に入れておく

❶ よく話を聞き、睡眠障害の背景を探る

医師の間では「眠れなくても人はいつかは眠るので大丈夫」、「案外昼間寝ているもの」、「実はよく寝ているのではないか」などと真剣に取り上げない傾向がある。しかし睡眠時間は脳にとってはリセットされる大切な時間であり、重度の睡眠不足は特に高齢者にとっては不穏や錯乱状態の誘因となってしまうため真剣に取り組む必要がある。

睡眠障害の背景で、非常に多いのは不安、ストレスなどの心理的要因である。しかし高齢者の場合には、不眠の訴えが前面にでているものの実は発熱、疼痛、心肺疾患、内分泌疾患、肝・腎疾患が原因のこともあるので、こちらから疑って聞き出すくらいの注意深い問診と身体的診察を怠らないことが重要である。

一般的には睡眠障害は症状により以下のように分類されている。

(1) 入眠困難（眠りつけない）

患者が「眠れない」と訴えるなかでもっとも多いパターンが「眠りつけない」というものである。背景には精神的要因として不安、焦り、ストレスがある。この場合には睡眠薬の投与だけでなく、不安や抑うつ状態に対し抗不安薬や抗うつ薬を投与すると改善されることが多い。また身体的要因として下肢静止不能症候群（restless leg syndrome）や夜間ミオクローヌス（nocturnal myoclonus）なども原因となり、不眠以外の患者の訴えを受け止める態度が必要である。

(2) 中途覚醒（夜中に何度も目が覚める）

患者は熟睡感がない、眠りが浅いと訴える。高齢者でよく認められる背景には前述同様、不安、焦りであるが夜間頻尿などが要因ともなる。また夜勤などの生活リズムがとりにくい職業の患者にも多い。しかし神経内科的には睡眠時無呼吸症候群を見逃してはいけない。

❷ 不眠症と関連する症状・症候群を念頭に入れておく

1. 起床時の頭痛、昼間の眠気がないか

睡眠中に頻回に呼吸停止が起き、その後に覚醒してしまうために睡眠が中断され、そのために起床時の頭痛や日中の傾眠が問題となることがある。いわゆる睡眠時無呼吸症候群であるが、いびき、肥満を原因とするPickwick症候群と短絡的に同等に結びつけてはいけない。睡眠時無呼吸症候群は10秒以上の無呼吸が睡眠1時間あたり5回以上起こる場合に診断される。実際に疑われた場合睡眠ポリグラフィーで脳波、眼球運動、胸腹部運動、酸素飽和度、心電図などを同時記録して診断される。この原因の一つとして高度肥満により臥位での上気道閉塞による低喚起状態となり、それが引き金となって夜間頻回覚醒する睡眠障害をPickwick症候群と呼んでいる。したがっていびきや肥満体型のみで判断してはならず、やせている場合でも日中傾眠が著しい場合には念頭においておかなくてはならない。

2. 眠ろうとすると両下肢に嫌なむずむず感がないか

寝ようとすると両下肢にむずむず感や不愉快な感覚が起こり、足を動かしておかないといられなかったり起きあがってしまう状態となり、そのために眠ることができないと訴える場合がある。比較的高齢者に多く下肢静止不能症候群と呼ばれている。通常は原因不明

のことが多く生命をおびやかすものではないが、ときに末梢神経性のニューロパチー、糖尿病性・尿毒症性ポリニューロパチーが原因となることがあり、なかには過度の疲労が下肢筋群の異常感覚を引き起こしたり夜間筋クランプ（こむら返り）まで発展してしまうので内科的検索と同時に神経内科受診が奨められる。

3. 眠りかけに一側あるいは両下肢が急に屈曲しないか

入眠初期に誘発される不随運動がある。一側あるいは両側下肢で、たとえば周期的に膝が屈曲したり足関節が背屈してしまうことがあり夜間ミオクローヌス（nocturnal myoclonus）という。数時間続くこともあるために不眠となる。治療にはクロナゼパムが有効なことがある。

4. 夜間頻尿はないか

一般に夜間に3回以上排尿のために起きる状態であれば夜間頻尿という。原因として男性高齢者の場合ではよく前立腺肥大における夜間頻尿があげられる。しかし神経内科領域では、高齢者の脳梗塞、特にラクナ梗塞の患者で膀胱が緊張状態となる緊張性膀胱という状態で尿意切迫や切迫性尿失禁がみられ、夜間頻尿も訴えることが多い。この場合神経因性膀胱という表現がよく用いられるが、単なる前立腺肥大と異なっている点は神経因性膀胱の場合昼間も夜間も訴えることである。神経因性膀胱としての治療ではバップフォーなどを処方するが単なる夜間頻尿のための不眠の場合、膀胱収縮筋の緊張をとってあげる目的で抗うつ薬や抗不安薬を試みる場合もある。前立腺肥大が背景にあれば薬剤によっては尿閉をきたす恐れがあるため前もって除外しておく必要がある。

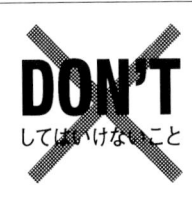

DON'T してはいけないこと

❶ 実は眠っているのではないか、日中眠っているから大丈夫と患者の訴えを無視する
❷ 睡眠薬は、「習慣性になる」、「呆ける」と患者に不安感を抱かせる
❸ 逆に不眠の治療として睡眠薬だけに頼る
❹ 高齢男性の場合、泌尿器科的疾患の有無の確認を怠る
❺ 重症筋無力症の患者に禁忌薬を確認せずに睡眠薬を投与する

---

❶ 実は眠っているのではないか、日中眠っているから大丈夫と患者の訴えを無視する

❷ 睡眠薬は、「習慣性になる」、「呆ける」と患者に不安感を抱かせる

❸ 逆に不眠の治療として睡眠薬だけに頼る

❹ 高齢男性の場合、泌尿器科的疾患の有無の確認を怠る

❺ 重症筋無力症の患者に禁忌薬を確認せずに睡眠薬を投与する

重症筋無力症の場合、いくつかの薬剤が神経筋シナプス前後に作用して眼球運動障害、嚥下障害、呼吸障害、また四肢の脱力などを引き起こすことがあり禁忌薬となっている。その中でベンゾジアゼピン系の睡眠薬が禁忌薬である。重症筋無力症と診断がついている患者の場合は神経内科医より説明は受けており自己管理がおこなわれているが、問題は診断されていない症例で長期間にわたって投与されている場合である。呼吸不全のような重症の場合は救急診療可能であるが、軽度の四肢脱力程度であれば、「飲んだ後はなんとなく調子が悪い」という訴えでとどまる場合もある。本疾患は日内変動や急性増悪の経過をたどるので臨床医に知識がないと心因反応ととらえられがちであることを知ってほしい。患者の訴えは常に正しいのであって、その解釈をどうするかが臨床医の知識、経験に委ねられる。

眼痛

金沢医科大学眼科　北川　和子

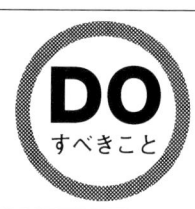

> **DO すべきこと**
> ❶ 眼痛の出現した状況をまず聞く
> ❷ 今までに同様の症状がなかったかを聞く
> ❸ 眼痛以外の眼症状、全身症状を把握する
> ❹ 眼表面を注意深く観察する
> ❺ 疾患に応じた治療をする

❶ 眼痛が出現した状況をまず聞く

　眼痛がどのような状況で出現したのかを聞き出すことが、眼痛の原因を推測するうえで不可欠である。眼痛の原因としてもっとも多いものは角膜異物などの眼外傷である。酸、アルカリ溶液の飛入も重篤な眼表面障害を招く。上眼瞼の内側に迷入した異物は自然に流出しにくく、眼瞼を反転して確認することが必要である。角膜異物は鉄工所作業員、旋盤工などに繰り返し発症することが多い。患者の職業を含めて眼痛の発症したときの状況を具体的に聴取することがポイントである。コンタクトレンズトラブルによる眼痛もまれではなく、夜間の救急外来を訪れることも多い。

　角膜外傷をきっかけとして発症する角膜感染症も眼痛の原因となる。角膜異物、つきめ、コンタクトレンズトラブルが角膜感染症発症の三大原因である。病原体としては細菌がもっとも多いが、植物や泥による角膜外傷では真菌、コンタクトレンズによる角膜炎としてはアカントアメーバも念頭におく必要がある。

　電気溶接の光やスキー場での紫外線被曝による眼表面の炎症も強い眼痛をきたす。日中被曝して数時間後の深夜になり眼痛が出現することが多く、これも夜間の救急患者となる可能性がある疾患である。眼瞼疾患では、麦粒腫、急性霰粒腫、眼部帯状疱疹が眼痛の原因となる。眼瞼発赤、腫脹を見逃さないようにすることが大切である。

❷ 今までに同様の症状がなかったかを聞く

　外傷をきっかけに生じた角膜上皮剥離が、それが治癒しても上皮の接着障害が残存することにより、数か月後にまた同じ部位に上皮剥離が出現することがある（再発性角膜びらん）。角膜異物、コンタクトレンズトラブルなどは、同一患者が同様の症状を今までに繰り返している可能性も高い。既往歴の聴取が診断の参考になる。

❸ 眼痛以外の眼症状、全身症状を把握する

　角膜、結膜の損傷では、眼痛とともに、羞明、流涙を訴えることもある。視力がどの程度障害されているのかに関しても確認が必要で、高度の視力低下のある場合には重篤な眼疾患の存在を予想する。角膜に膿瘍があれば角膜感染症として早急に治療を開始しなくてはいけないが、治療を開始する前に病巣擦過物の鏡検、培養を必ず施行することが大切である。

　急性緑内障発作では、隅角の閉塞による急激な眼圧上昇により眼痛をきたす。治療の遅れが永久的な視機能障害につながることより、決して見逃してはならない重要な救急疾患である。中年以後の女性に多く、急激な片眼の疼痛、充血、虹輪視、霧視とともに、悪心、嘔吐を訴える。悪心、嘔吐の症状が前面に出ると、感冒、消化器疾患、脳外科疾患などと誤診されやすい。

　強膜の炎症も眼痛の原因となる。しばしば慢性関節リウマチに合併することより、本疾患患者の眼痛ではこれも念頭におく。視神経炎では眼球後方に眼球運動に伴う痛みを訴えるとともに、片眼あるいは両眼の高度の視力低下を認める。アルコール中毒、副鼻腔炎症の波及、ビタミンB_1欠乏症、多発性硬化症など

が原因のこともあるが、原因不明のことも多い。

❹ 眼表面を注意深く観察する

ペンライト、出来れば細隙灯顕微鏡を使用して、眼痛のある側の眼の異常を注意深く観察する。眼瞼、結膜（充血、濾胞）、毛様充血（充血の項を参照）、異物の有無、角膜を順にみていき、ついでフルオレセインを点眼して上皮びらん、潰瘍の範囲を把握する。さらに、前房、虹彩、瞳孔、水晶体、眼底を一通り観察する。

急性緑内障発作の眼所見を見逃さないことも大切である。ペンライトでも、片眼の球結膜充血、角膜の浮腫混濁、瞳孔の散大と対光反射の消失を確認することで診断可能である。眼科的にはさらに眼圧測定、隅角検査な

どの精密検査も必要である。

❺ 疾患に応じた治療をする

眼表面の異物であれば除去をおこない、抗菌薬の点眼液を処方する。酸、アルカリの溶液飛入による外傷であれば、生理食塩水で徹底的に結膜嚢の洗浄をおこなう。アルカリは酸に比べて組織浸透が強く、予後も悪い。角膜感染症では、病巣擦過標本の塗抹検査により病原体を同定できれば、それに応じた治療を開始する。急性緑内障発作の場合には、ピロカルピン頻回点眼で縮瞳させるとととともに、ほかの抗緑内障薬による眼圧下降を計り、ついでレーザー虹彩切開術を施行する。いずれも眼科医へのコンサルトが必要である。

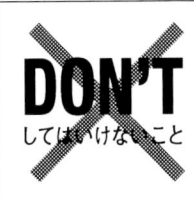

DON'T　してはいけないこと

❶ 眼帯をあて、明日受診するように指示する
❷ すぐ抗菌薬、ステロイド薬点眼を投与する
❸ むやみに鎮痛薬を投与する
❹ すぐ散瞳して眼底検査する

---

❶ 眼帯をあて、明日受診するように指示する

とりあえず眼帯をして帰すことは治療の遅れにつながり、角膜感染症や、永久的な視力低下に至る危険がある。原因を調べ、それに応じた治療をすぐ開始しなければならない。

❷ すぐ抗菌薬、ステロイド薬点眼を投与する

眼表面の損傷に対して抗菌薬投与をおこなうことは正解であるが、病原体の検索は投与後には困難になる。角膜感染症が疑われるときには、必ず治療開始前に病因検索をおこなうようにしたい。ステロイド薬投与は、感染誘発、創傷治癒遅延、ステロイド緑内障などをもたらすこともある。よく病像をみきわめたうえで、投与したほうがよいかどうか検討する。

❸ むやみに鎮痛薬を投与する

眼科では、点眼による表面麻酔薬がよく使用される。開瞼を容易にするために診察時に点眼したり、異物除去の際の麻酔として使用されるが、その後も患者の希望により使用を続けるということは避けなければならない。表面麻酔薬による重篤な角膜障害が引き起こされる危険が高い。内服の鎮痛薬は、高齢者では腎機能障害を誘発する危険があり、注意が必要である。

❹ すぐ散瞳して眼底検査する

眼底疾患で眼痛を訴えることは通常ない。眼表面検査で眼痛の原因が把握できれば、散瞳下での眼底検査は、患者の苦痛もあることより同日におこなう必要はない。散瞳しなくても、眼底の状況はある程度把握できる。ただ視力障害の程度が眼表面障害に比較して高度な場合には、念入りに眼底を検査する必要がある。急性緑内障発作患者の他眼を散瞳することはさらに緑内障発作を誘発する行為であり、決しておこなってはいけない。

眼脂

金沢医科大学眼科　北川　和子

DO すべきこと
1. 眼脂の性状をまず把握する
2. 眼脂以外の自覚症状を聞く
3. 眼瞼・結膜を観察する
4. 必要なら全身精査する

❶ 眼脂の性状をまず把握する

眼脂（めやに）は結膜の炎症の際に生じる。結膜炎は日常診療における眼科領域の疾患として重要であり、その症状をよく理解しておくことが大切である。

眼脂はその性状により、漿液性、膿性、粘液性、粘液膿性などに分類され、それにより結膜炎の病因も推測できる。

漿液性眼脂は花粉症など急性の季節性アレルギー性結膜炎で認められ、同時に漿液性の鼻汁分泌もみられることが多い。膿性眼脂がみられる場合には、重篤な細菌性結膜炎を疑う。性感染症（STD）である淋菌性結膜炎は膿性眼脂をきたす疾患として有名である。眼瞼腫脹と大量の膿性眼脂を特徴として急激に発症する。角膜にも感染し、潰瘍、角膜穿孔など重篤な障害を引き起こす。粘液膿性眼脂は炎症がそれほど劇症でない場合で、細菌性結膜炎、クラミジア感染症でみられる。粘液性眼脂は慢性結膜炎、通年性アレルギー性結膜炎、ドライアイで観察されることが多い。

眼脂が大量に分泌されると、起床時に眼脂が付着して眼瞼が開けにくいという訴えがみられる。重症の感染性結膜炎が疑われるが、病原体としてとしては細菌、クラミジア、ウイルスのどれであってもよい。

❷ 眼脂以外の自覚症状を聞く

瘙痒感（かゆみ）は、アレルギー性炎症の自覚症状として重要である。春季カタル、花粉症、季節性、通年性アレルギー性結膜炎で、瘙痒感がみられる。ほかに、慢性結膜炎、眼瞼炎、アトピー性角結膜炎などでも痒みを訴えることがある。

異物感（目がゴロゴロする）も結膜炎の症状であるが、異物感が強い場合には角膜炎の合併（角膜潰瘍、流行性角結膜炎での点状表層角膜炎など）、偽膜の出現、睫毛乱生なども念頭におく。

❸ 眼瞼・結膜を観察する

ペンライト程度でもかなり観察できる。結膜の充血程度、濾胞の有無、偽膜の有無、角膜混濁、結膜浮腫などを観察する。小さな乳頭は細隙灯でないとわかりにくいが、巨大乳頭や春季カタルでの石垣状乳頭増殖は肉眼でも充分観察可能である。フルオレセインによる染色試験も上皮障害の判定、濾胞、乳頭の観察に有用である。眼瞼に疱疹があればヘルペスも疑われる。

❹ 必要なら全身精査する

クラミジアによる結膜炎（成人封入体性結膜炎）では、上咽頭、泌尿生殖器の感染を合併していることが多いため、その方面の検査をおこなうとともに、抗生物質を全身投与する。アトピーやアレルギーがある場合には、必要に応じて皮膚テスト（スクラッチ、プリック）、血清学的検査、ほかのアレルギー性疾患の合併の有無などを検査する。

DON'T してはいけないこと

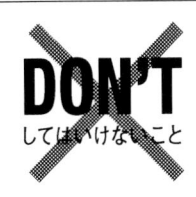

❶ すぐ抗菌薬点眼を処方する
❷ 年齢を考慮しないで同一に扱う
❸ 手を洗わないで診察を続ける
❹ 眼帯をする

❶ すぐ抗菌薬点眼を処方する

眼脂イコール細菌性結膜炎として抗菌薬点眼を処方してはいけない。DOで述べたような眼脂の性状、自覚症状などを考慮し、病因を推測したうえでの治療をおこないたい。

アレルギー性結膜炎であれば、抗アレルギー薬点眼を処方し、重症であれば、ステロイド薬点眼を併用する。細菌性結膜炎であれば抗菌薬点眼、クラミジアに対してはテトラサイクリン、マクロライド、ニューキノロンなどの局所および全身投与、ヘルペスウイルスによる結膜炎ではアシクロビル眼軟膏を使用する。

❷ 年齢を考慮しないで同一に扱う

クラミジア感染でも新生児では結膜の濾胞は起こらないが、成人では濾胞は癒合して独特の堤防状を呈する。アデノウィルス感染症では、幼児では咽頭炎、発熱を伴い咽頭結膜熱となることが多く、また濾胞ではなく偽膜を特徴とすることが多い。細菌性結膜炎の起炎菌でも小児ではインフルエンザ菌が多いなど、感染症の診断、治療には年齢的要素を加味することが必要である。

春季カタルは思春期男児に好発するが、それより高年齢では春季カタルよりアトピー性角結膜炎である可能性が高い。

❸ 手を洗わないで診察を続ける

患者に触れた手で、そのまま次の診察をおこなってはいけない。アデノウイルス結膜炎であれば、院内感染を引き起こす。かならず手袋を着用するか、診察後に十分な手洗いが必要である。触れた場所も消毒する。

❹ 眼帯をする

原則として眼は開放した状態にして、眼脂が出れば拭き取るようにする。また、乳幼児での眼帯は視覚刺激遮断による弱視をもたらすため、禁忌である。

その他注意したいこと

● 結膜炎では病因診断が重要

DOの❶、❷で述べた眼脂の性状、自覚症状を把握することにより、ある程度の結膜炎の診断ができるが、病因の確定には眼脂をさらに調べることで非常に多くの情報が得られる。

まず、眼脂をスライドガラスに塗抹してギムザ染色をおこなう。これには簡便なキットがあり1分以内に染色が出来る（ディフクイック®、国際試薬）。好中球が多ければ細菌性である。細菌も観察することができるが、すべて青く染まる。ウイルス性では、初期には好中球、ついで単核球が出現する。ヘルペスウイルスであれば、皮疹の内容物の塗抹標本には多核巨細胞が観察される。クラミジアでは好中球、単核球とともに、細胞質内封入体が観察される。好酸球がひとつでもあればアレルギー性結膜炎としてよい。

グラム染色、培養同定、薬剤感受性検査も細菌学的検査として重要である。近年では多剤耐性菌による感染症も増加しており、耐性菌かどうか確認しておくことも大切である。アデノウイルスについては酵素抗体法を応用したキット（アデノチェック®、参天製薬）があり、10分間で判定できる。

眼の充血

金沢医科大学眼科　北川　和子

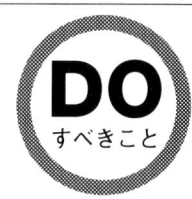

DO すべきこと
1. 病歴をよく聞く
2. 充血の局在、性状をチェックする
3. 視力障害の有無を確認する

❶ 病歴をよく聞く

　充血は結膜が赤い状態で、結膜炎をはじめとする多くの重要な疾患で充血がみられることがあるため、充血を訴えた患者さんが受診した場合には、眼の診察の前に、どのような状況で充血が出現してきたのか、よく話を聞くことが大切である。

　結膜炎以外での充血としては、麦粒腫、角膜炎、瞼裂斑炎、フリクテン、強膜炎、虹彩炎、外傷、緑内障発作、翼状片、眼窩蜂巣炎など、多彩な疾患がある。基礎疾患を鑑別するためにも、充血以外の眼症状、すなわち、眼脂、異物感、流涙、羞明、眼痛、瘙痒感、眼瞼腫脹、眼のかすみ、眼球突出などが、いつ頃からどのように出現したのか聞き取ることが必要である。

　眼外傷の受傷が明らかであれば、それによる眼表面の障害が考えられる（異物飛入、紫外線被曝、化学外傷、眼球打撲、角膜穿孔など）。つきめ、コンタクトレンズ装用がきっかけで発症した場合にはそれによる角膜外傷、角膜感染症の可能性を疑うことができる。

　感冒罹患も、咽頭結膜熱やインフルエンザ菌などによる結膜炎の診断の参考となる。強膜炎では慢性関節リウマチの既往を、眼窩蜂巣炎では（副鼻腔から眼窩内への炎症の波及により発症することがあることより）副鼻腔炎の既往を、必ず確認しておく。

❷ 充血の局在、性状をチェックする

●結膜炎での充血

　細菌性結膜炎での充血は通常は両眼性である。軽症の結膜炎では瞼結膜の充血のみで球結膜の充血がみられないこともある。球結膜充血としては、肺炎球菌、インフルエンザ菌による細菌性結膜炎でのpink eyeと称されるびまん性の球結膜充血が特徴的である。充血を主体とする急性細菌性結膜炎はカタル性結膜炎ともいわれる。

　細菌性結膜炎に眼角部皮膚の炎症を伴うこともあり、眼角眼瞼炎という。麦粒腫でも近接した結膜の充血を伴う。限局性の腫脹も認め、進行すると中央に膿点が出現し自潰する。

　アデノウイルス結膜炎は急性濾胞性結膜炎であり、眼瞼腫脹、眼脂、流涙、羞明などもみられる。一眼の発症が遅れるとその側の症状は軽く経過するため、充血に左右差のみられることがある。院内感染の危険があることより水際作戦が重要な疾患である。

　劇症結膜炎である淋菌性結膜炎も、片眼性に発症することがある。単純ヘルペスウイルス、帯状ヘルペスウイルスによる結膜炎では、眼瞼の疱疹の有無をチェックする。

●結膜炎以外での充血

　球結膜充血と区別するものとして、球結膜血管の破綻による結膜下出血がある。白い球結膜の赤い出血斑は外見上は非常に目立つが、眼球に異常はないため視機能には影響しない。自然に吸収するのを待つ。エンテロウ

イルスによる急性出血性結膜炎や外傷の際に出現することもあるが、大部分の結膜下出血では原因不明であり、自覚症もほとんどなく異物感が時にみられる程度である。

結膜炎以外での充血として重要なものは毛様充血である。これは角膜輪部周囲血管の紫紅色の充血である。角膜炎、虹彩毛様体炎、緑内障発作で出現する。この充血をみたら、細隙灯で前眼部を詳細に観察することが必要である。

強膜炎では、結膜充血とともに強膜の血管も拡張する。強膜表層の炎症である上強膜炎では結節状の隆起を認めることもある。隣接する角膜実質、虹彩にも炎症が波及することもある。

翼状片は角膜鼻側から侵入した結膜の線維性増殖組織である。紫外線などの外界からの刺激と加齢が発症に関与するとされる。先端が角膜中央部に向かう三角形の組織で、血管が豊富な場合には充血してみえる。眼窩蜂巣炎では、結膜の充血とともに眼瞼の強い発赤、腫脹、眼球突出、疼痛をきたし、眼球運動は全方向に制限される。通常は片側である。

❸ 視力障害の有無を確認する

結膜炎、結膜下出血では、視力障害を訴えることはまずない。眼脂や眼瞼腫脹のために見にくいと訴えることがあるが、重篤な視力障害が認められる場合には、角膜炎、ぶどう膜炎、緑内障発作などを疑い、早急に眼科的検査・治療をおこなうことが必須である。

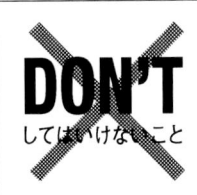

DON'T　してはいけないこと

❶ 結膜炎として一律にステロイド薬、抗菌薬を投与する
❷ 血管収縮薬を点眼する
❸ 伝染性結膜炎を疑って眼科的検査を省略する

---

❶ 結膜炎として一律にステロイド薬、抗菌薬を投与する

結膜充血の原因が、感染性か、非感染性か、外傷かなどにより治療法を決めることが必要である。ステロイド薬点眼により角膜ヘルペスを誘発したり、ステロイド緑内障を誘発することもある。原因に応じた治療をおこなうことが必要である。

❷ 血管収縮薬を点眼する

充血に対して血管収縮薬を点眼すると一時的に充血は軽快するが、作用が切れるとまた充血してくる。このような薬の使用を続けることは依存性を生じ、リバウンドによる充血により点眼を中止できなくなる。原疾患を治すことで充血を改善させることが本筋である。

❸ 伝染性結膜炎を疑って眼科的検査を省略する

アデノウイルス結膜炎は伝染力の強い結膜炎であり、それが疑わしい状況では診察室の奥でさらに詳しい検査をおこなうことがためらわれる。しかし、角膜ヘルペスによる充血、虹彩炎、強膜炎による充血が本結膜炎と誤診されることも多い。眼脂、瞼結膜の充血・濾胞などの結膜炎症状の有無をチェックし、角膜病変の有無を確認するとともに、視力障害、眼痛などの重篤な症状があるかどうかを聞くことも必要である。疑わしい場合には必ず細隙灯を使用して、前眼部を詳細に観察する。やはり伝染性結膜炎であればそのあと、使用器具、手指を十分に消毒しておく。

VIII 眼科

視力障害

近畿大学医学部眼科 下村 嘉一

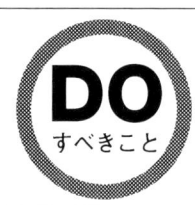

DO すべきこと

1. 「どのような視力障害か」を聞く
2. 発症時期を聞く
3. 既往歴を把握する
4. 流行性角結膜炎の疑いの場合、慎重に対応する

視力障害の原因は多岐に渡り、またすべきことも多数あるが、必須事項として下記の4項目をあげた。

❶ 「どのような視力障害か」を聞く

視力障害を主訴に来院した場合、視野障害や近方視力障害のことがある。視野障害であれば、対座法にてどの方向の視野が異常があるか判断して専門医を紹介する。近見時のみ視力障害を訴えれば、まず老視と考える。

❷ 発症時期を聞く

発症が突然か緩徐かを聞くことが重要である。突然の視力低下の場合、交互対光反応（図1）が異常であれば、視神経炎を疑う。もちろん、表1の如く、一般眼科医がおこなう

図1 交互対光反応試験

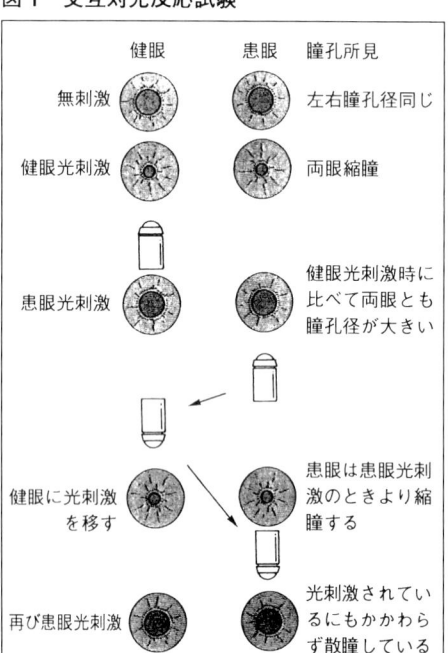

	健眼	患眼	瞳孔所見
無刺激			左右瞳孔径同じ
健眼光刺激			両眼縮瞳
患眼光刺激			健眼光刺激時に比べて両眼とも瞳孔径が大きい
健眼に光刺激を移す			患眼は患眼光刺激のときより縮瞳する
再び患眼光刺激			光刺激されているにもかかわらず散瞳している

(稲谷大，谷原秀信：視力低下．田野保雄監修．新図説臨床眼科講座1．主訴・所見からのアプローチ．メジカルビュー社，東京：pp70-75，1998.11から引用)

表1 視力障害の各検査の流れ

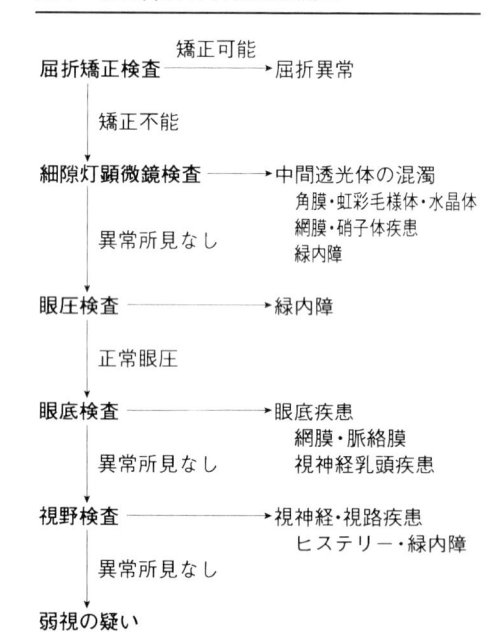

```
屈折矯正検査 ──矯正可能──→ 屈折異常
     │
   矯正不能
     ↓
細隙灯顕微鏡検査 ──────→ 中間透光体の混濁
     │                    角膜・虹彩毛様体・水晶体
                          網膜・硝子体疾患
   異常所見なし            緑内障
     ↓
眼圧検査 ──────────→ 緑内障
     │
   正常眼圧
     ↓
眼底検査 ──────────→ 眼底疾患
     │                    網膜・脈絡膜
   異常所見なし            視神経乳頭疾患
     ↓
視野検査 ──────────→ 視神経・視路疾患
     │                    ヒステリー・緑内障
   異常所見なし
     ↓
弱視の疑い
```

視力障害の各検査をおこなう必要がある。片眼の急激な視力障害の場合（表2）、角膜疾患、網膜剥離さらに心因性、詐病などの機能的異常も原因としてあげられ、急を要する。緩徐な視力低下の場合、老人性白内障や加齢黄斑変性などがあり、急を要しない。

❸ 既往歴を把握する

外傷やコンタクトレンズ装用の有無を聞く。アルカリや酸による外傷の場合、早急に洗眼をおこなう必要がある。洗眼後、早急に眼科専門医に紹介する。コンタクトレンズ装用者の場合、レンズ誤用による角膜炎や角膜潰瘍に罹患することが多い。糖尿病や緑内障の既往を聞くことも重要である。

❹ 流行性角結膜炎の疑いの場合慎重に対応する

流行性角結膜炎の疑いの場合、各検査を慎重にすべきである。たとえば、疑いの患者に屈折矯正検査を施行した場合、各器具機器の消毒清拭に努める必要がある。

表2　片眼の急激な視力障害をきたす疾患

1. 角膜疾患
2. 虹彩毛様体炎
3. 水晶体脱臼
4. 緑内障発作
5. 網膜剥離
6. 硝子体出血
7. 眼循環障害
8. 視神経炎
9. 中毒症
10. 外傷

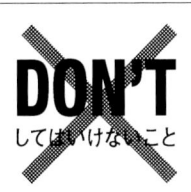

DON'T してはいけないこと

❶ 小児の遠視や乱視を放置する
❷ 化学外傷の洗眼を怠る
❸ すぐ抗菌点眼薬を投与する

❶ 小児の遠視や乱視を放置する

特に小児の遠視や乱視の場合、矯正で1.0あるからと言って、放置しては良くない。サイプレジンなどを点眼して、遠視や乱視の度数が強い場合、眼鏡を処方する必要がある。

眼鏡を作成しなければ、弱視（乳幼児の視力が発達していく過程で、視力の発達が抑制された視力障害）になる可能性がある。

❷ 化学外傷の洗眼を怠る

化学外傷の場合、洗眼によるプライマリー・ケアが非常に重要である。酸外傷であればアルカリ、アルカリ外傷であれば大量の水で早急に洗眼することが急務である。

❸ すぐ抗菌点眼薬を投与する

眼脂や充血を伴った視力障害をみたとき、すぐに抗菌点眼薬を投与すると、病態が修飾され的確な診断が困難となるケースが存在する。角膜感染症が疑われる場合、必ず眼局所から菌の分離同定をおこなうべきである。

各種眼科検査で注意すること

● 狭隅角症例に散瞳をおこなうと、緑内障発作をきたす可能性があり、注意が必要である。また、角膜穿孔例などに対しては、眼圧を測定する必要はない。測定することにより、眼球内容が脱出したりする恐れがある。

飛蚊症

近畿大学医学部眼科　下村　嘉一

DO すべきこと
1. 飛蚊症以外の訴えをまず聞く
2. 眼底検査をする
3. 散瞳をする
4. 今後の注意点を説明する

❶ 飛蚊症以外の訴えをまず聞く

飛蚊症とは，蚊のような濁りが視野のなかで飛んでいるのを自覚する眼症状を言う。眼球を動かすと，その濁りは移動したり浮遊したりする。飛蚊症を訴えて眼科を受診する患者さんは約7～8％と言われている。

表1に飛蚊症の一般的な原因となる眼疾患を挙げた。90～95％以上の原因が硝子体の加齢に基づく変性が多いと言われている。これらによる濁りは，青い空や白い壁をバックにするとよく見え，放置可能である。

しかし，後述する眼底検査の結果，網膜裂孔があれば，非観血的に光凝固で裂孔を予防的に閉鎖する必要がある。この場合，放置すると網膜剥離になる可能性がある。剥離になれば観血的治療をおこなう。

網膜剥離の場合，剥離と診断される前に多くの患者さんが飛蚊症の自覚症状を持っており，飛蚊症を訴える患者さんは，まず一回は眼科を受診して眼底検査を受けることを薦める。

後部硝子体剥離では，飛蚊症は突如として発生し，見える濁りは大きく，濃い色を呈して持続的に，自覚されることが多い。逆に，後部硝子体剥離がない場合，飛蚊症の発症時期が明確でなく，見える濁りも小さく，色も淡いことが多い。眼底検査をおこない，網膜に変性巣がなければ，治療の対象とはならない。

次に原因として挙げている硝子体出血は，硝子体変性と比べ，症例数は格段に少ないが，眼科的治療の対象となり，注意が必要である。ただ，硝子体出血では飛蚊症を主訴として来院することはまれで，視力障害を訴えることが多く，飛蚊症以外の訴えを聞くことが重要である。硝子体出血が飛蚊症として自覚されるときは，比較的少量の出血であることが多い。

ぶどう膜炎でも飛蚊症を自覚するが，この場合も視力低下を主訴とすることがほとんどで，軽度のぶどう膜炎によって，二次的に硝子体混濁が生じたときに飛蚊症を主訴として来院する。そのほかの原因として，先天性硝子体線維，閃輝性硝子体融解などが挙げられるが，硝子体中には健康な成人でも胎生期細胞や硝子体線維の遺残があり，それらの混濁による飛蚊症を訴えることもある。

❷ 眼底検査をする

視力低下が合併する際，必ず眼科受診が必要で，視力障害あるいは視野障害がないときでも，一度は眼底検査を受けることが重要である。というのは，軽度の飛蚊症を訴えるときでも，時に網膜剥離の前駆症状である可能性がある。さらに急性の後部硝子体剥離が発生していると，網膜裂孔の発生が多く，硝子体変性の大多数が後部硝子体剥離を合併していると言われている。

❸ 散瞳をする

飛蚊症の原因となる疾患を鑑別するには，眼底検査の際，散瞳検査をおこなうことが必

須である。散瞳をしないと周辺部の網膜裂孔を検出することが困難となる。検査前に隅角が広いことを確認して、散瞳薬を点眼して眼底検査をおこなう。

❹ 今後の注意点を説明する

網膜裂孔や剥離の場合、観血的治療の対象となるので、飛蚊症以外の視力障害や視野異常あるいは飛蚊症の程度が重篤（生理的なものでは2～3匹の蚊が飛んでいると訴えるが、病的な場合、無数の蚊が飛んでいると訴える）になれば、ただちに眼科を受診するよう指示することが重要である。

表1　飛蚊症の原因

硝子体変性（大多数）
網膜裂孔、網膜剥離
後部硝子体剥離
硝子体出血
葡萄膜炎
先天性硝子体繊維
閃輝性硝子体融解
網膜硝子体変性
硝子体動脈遺残

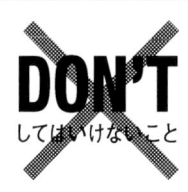

DON'T　してはいけないこと

❶ 散瞳を怠る
❷ 散瞳時に隅角のチェックを怠る
❸ 今後の注意点を説明を怠る

❶ 散瞳を怠る

飛蚊症の場合、大多数が放置可能の生理的なものが多く、散瞳なしで眼底検査をおこなうと微細な裂孔を見落とす可能性があるので注意が必要である。

❷ 散瞳時に隅角のチェックを怠る

狭隅角症例に散瞳をおこなうと、緑内障発作をきたす可能性があり、注意が必要である。

❸ 今後の注意点を説明を怠る

飛蚊症以外の視力障害や視野異常あるいは飛蚊症の程度が重篤（生理的なものでは2～3匹の蚊が飛んでいると訴えるが、病的な場合、無数の蚊が飛んでいると訴える）になれば、網膜裂孔や剥離の可能性があるので、今後の注意点の説明が非常に重要である。

複視

VIII 眼科

近畿大学医学部眼科　下村　嘉一

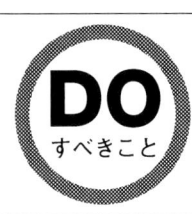

DO すべきこと
1. 複視が単眼性か両眼性かを聞く
2. 複視以外の症状を聞く
3. 眼球牽引試験をする
4. 画像診断をする
5. 糖尿病や筋無力症の検査をする

　複視の原因は多岐に渡る（表1）が、通常、複視を訴えれば、眼筋麻痺により発生した眼位の異常（麻痺性斜視）が疑われる。斜視には麻痺性斜視と共同性斜視があるが、その鑑別点を表2に記した。通常の複視の診断の進め方を図1に示した。片眼遮蔽で複視が消失しない場合、眼前にピンホール遮蔽板をおくピンホール試験で、複視がある場合、網膜増殖膜などに注意する。

❶ 複視が単眼性か両眼性かを聞く

　複視が単眼で見えるのか、両眼で見た時に出現するのかをよく聞くことが重要である。両眼性の複視であれば、片眼を遮蔽すると、複視は消失する。単眼性の場合、乱視やそのほかの眼疾患（網膜下新生血管膜、水晶体後囊下混濁、皮質性多発症など）を考慮する。最も多い疾患が乱視で、眼鏡あるいはコンタクトレンズで矯正する。

❷ 複視以外の症状を聞く

　複視以外の症状（随伴症状）を聞くことが的確な診断に繋がる。頭位の異常があれば滑車神経麻痺、眼瞼下垂や瞳孔異常があれば動眼神経麻痺を疑う。また眼痛、頭痛、感冒様症状などについても尋ねることが重要である。激しい眼痛と極大散瞳の瞳孔異常をみれば動脈瘤を疑い、画像診断をおこなう必要がある。

❸ 眼球牽引試験をする

　点眼麻酔をおこない、摂子で下直筋を掴み、上方に牽引（眼球牽引試験）することにより抵抗があれば、眼窩底骨折などの外眼筋および周囲組織の異常な変化が疑われる。ただし、

表1　複視と外眼筋麻痺

- 神経原性外眼筋麻痺
    - 動眼、滑車、外転神経麻痺の原因疾患
        - ・頭部外傷
        - ・炎症性疾患
        - ・血管性病変
        - ・腫瘍
        - ・代謝性疾患
- 筋原性外眼筋麻痺
    - ・内分泌性眼筋症
    - ・筋無力症、筋無力症様症候群
    - ・眼窩筋炎、眼窩炎性偽腫瘍
    - ・進行性外眼筋麻痺、筋ジストロフィー
- 機械性運動障害
    - ・Duane症候群
    - ・Brown症候群
    - ・眼窩底骨折など

（岩重博康：複視．田野保雄監修．新図説臨床眼科講座1．主訴・所見からのアプローチ．メジカルビュー社．東京：pp86-91．1998.11から改変）

表2　麻痺性斜視と共同性斜視の鑑別点

	麻痺性斜視	共同性斜視
発病	急激なことが多い	急激なことはまれ
発病年齢	特になし	小児
複視	しばしば	しばしば
弱視	通常なし	しばしば
異常頭位	しばしば	まれ
神経学的異常	しばしば	通常なし

図1 複視の診断の進め方

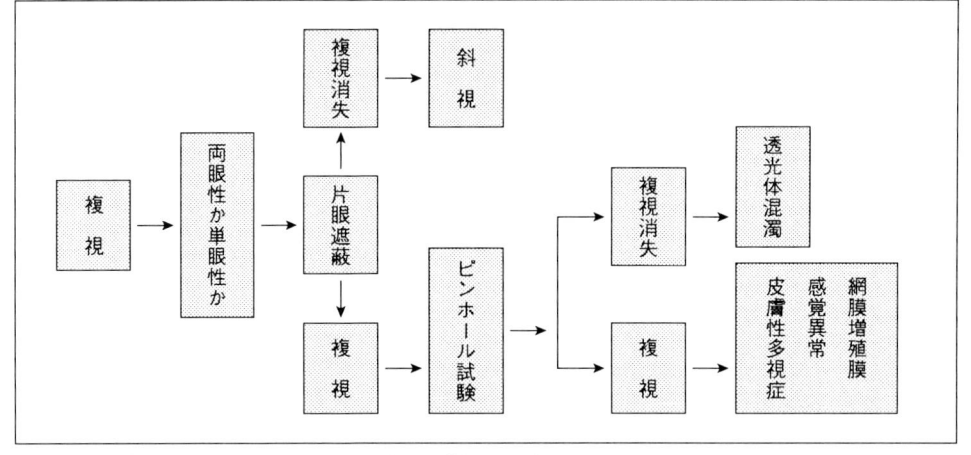

(岩重博康:複視.野田保雄監修.新図説臨床眼科講座1.主訴・所見からのアプローチ.
メジカルビュー社,東京:pp86-91, 1988.11から改変)

むやみに牽引をおこなって、眼組織に障害を与えてはいけない。

❹ 画像診断をする

動眼、滑車、外転神経麻痺の原因疾患の確定に、単純X線、CT、MRI、PETなどの画像診断をおこなう。原因疾患については表1に記した。

❺ 糖尿病や筋無力症の検査をする

糖尿病や筋無力症によっても複視が生じる。確定診断には、筋無力症に対するテンシロンテストがあるが、筋無力症様症候群も念頭におく必要がある。

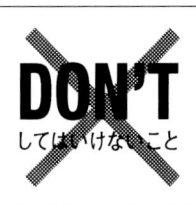

DON'T してはいけないこと

❶ 詳細な問診、視診を怠る
❷ 画像診断を怠る
❸ すぐステロイド薬を投与する

---

❶ 詳細な問診、視診を怠る

複視の場合、詳細な問診および視診が非常に重要である。外傷や全身疾患の既往歴、薬物使用についても聴取する。特に糖尿病や筋無力症などが重要である。

❷ 画像診断を怠る

複視の原因が不明の場合、画像診断をパスしてはいけない。ウイルス性や糖尿病と判断しても、経過を観察して、疑問と考えれば必ず画像診断を施行しなければならない。

❸ すぐステロイド薬を投与する

原疾患の治療が優先するので、安易にステロイド薬を投与することは慎むべきである。眼筋無力症については、抗コリンエステラーゼ薬が第一選択で、1〜2カ月で効果がなければステロイド薬投与を考える。内分泌性眼筋症において、内科的に問題なければステロイドを投与するが、ボツリヌス治療もおこなう。改善傾向を認めない場合、手術療法を選択する。

鼻出血

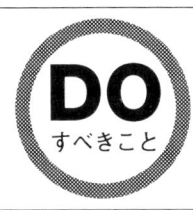

> **DO すべきこと**
> 1. 全身状態の把握・ショックに対する酸素投与の準備・血管確保をする
> 2. 前方出血か後方出血か可能な限り確認し、圧迫止血処置を第一とした止血処置の選択する
> 3. 症候性出血に対する注意をする

❶ 全身状態の把握・ショックに対する酸素投与の準備・血管確保をする

受診時全身状態の把握は当然である。止血操作に平行しておこなうべきである。バイタルサインの測定に加えて、酸素の投与、血管確保、細胞外液の点滴投与でショック状態の予防をおこなう。受診時のバイタルサインに問題がないとしても、止血途中でショック状態になる可能性があることに注意する。また採血により貧血の有無、程度の把握、肝・腎機能障害の有無を調べる。

受診時の問診で高血圧症があり、血圧測定により高血圧である場合は、応急処置としてnifedipine（アダラートCR）10mgを舌下（カプセル剤のため内容を注射器で取り口腔内に滴下する）、あるいはnicardipine hydrochloride（ペルジピン注）10mg/10mlAを1mg/1ml (iv.) ずつ、血圧測定しつつ適時増量して用いる。血圧の安定が出血の程度を軽減させることがある。

❷ 前方出血か後方出血か可能な限り確認し、圧迫止血処置を第一とした止血処置の選択する

鼻出血患者は、ほとんど簡易止血処置（ティシュペーパー挿入など）がなされ受診する。出血が鼻腔の前方からか、後方からかは患者の申告では分からないことがしばしばである。鼻腔内の凝血塊を吸引器で除去し、出血のありかたを観察し、前方あるいは後方出血の診断をおこなう。鼻出血の止血処置は、鼻・副鼻腔の血流が内頸動脈および外頸動脈枝より供給されていることを念頭におくべきである。鼻腔では上部1/3が内頸動脈系、下部2/3が外頸動脈系からの血流を受けている。好発部位は、前部（Kiesselbach部）、後部（鼻腔側壁後部、後鼻孔上縁）、上部（鼻腔上部）が多い。Kiesselbach (Little) 部位は、内頸動脈および外頸動脈枝の吻合がある。止血法は、(1) 圧迫タンポン法、(2) Bellocqタンポン法、(3) 局所注射法、(4) 局所焼灼法、(5) 動脈結紮法がある。

❸ 症候性出血に対する注意をする

70～80％が原因不明である本態性鼻出血である。原因となる疾患による鼻出血が症候性出血である。血管の破綻として鼻出血を考えると高血圧症、動脈硬化症も原因の一つと考えてよいと思う。原因を局所性、全身性に分けて述べる。

[局所性原因]

●**外傷**：飯沼が示した短時間で止血する指性鼻出血から顔面外傷に伴う大量出血まである。外傷性動脈瘤の破裂は受傷後何日かして大量出血をきたす。

●**炎症**：粘膜の充血、腫脹に対して刺激が加わることによる。アレルギー性鼻炎では、出血の条件が増す。血瘤腫（肉芽組織、出血性鼻茸、血管腫）は、上皮の欠落、感染で生じ、わずかな刺激で出血を繰り返す。焼灼法は有効であることがある。

●**腫瘍**：鼻出血を第一症状として受診するこ

とが多い。前鼻鏡検査は当然として後鼻鏡検査もおこなう必要がある。悪性腫瘍（副鼻腔癌、上咽頭癌、悪性リンパ腫など）、良性腫瘍（髄膜腫、上咽頭血管線維腫など）は、頑固な、難治な出血であり、十分な理学所見をとると同時に画像診断も必要である。

[全身性原因]
●高血圧：鼻出血のもっとも多い原因である。鼻出血が乾燥冬季に多いとする報告を考えると血圧との関連は無視できない。特に高齢者は、高血圧を合併している可能性があり、既往歴の聴取は重要である。受診時血圧測定とともに心電図検査もおこない、止血処置後に循環器内科との併診治療が必要となる。

●血液疾患：出血傾向を示す血液疾患である。既に内科にて診断がついている症例がほとんどであろう。このような症例の止血法としてガーゼ挿入による圧迫止血よりは、スポンゼルに止血剤を含ませ挿入する方法がある。血小板輸血などの内科的治療が優先であろう。

●抗凝血薬治療中の症例：ワーファリンを代表とする抗凝血薬の服用治療を受けている症例で出血頻度が増す。止血処置は、血液疾患の項で述べた注意と同様である。

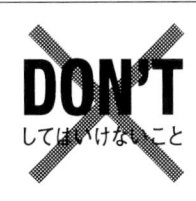

DON'T してはいけないこと

❶ 止血操作にあわてて患者の安心感の維持を怠る
❷ 出血傾向のある患者の出血に対して乾ガーゼを挿入する
❸ 表面麻酔をせずに止血処置をする
❹ 出血部周囲に注射して止血する方法でepinephrine入りの局所麻酔薬を使用する

---

❶ 止血操作にあわてて患者の安心感の維持を怠る

出血症状に対して患者の動揺は多大である。精神的動揺から血圧の上昇をきたすこともあり適切な止血操作で健康状態に回復できることを説明する。不安を抱かせる問診、行為は避けるべきである。止血行為に多少の痛みを伴うことも告げるべきと思う。できれば止血操作に伴う痛みを軽減する目的で表面麻酔の処置をしてから止血操作をすべきである。

❷ 出血傾向のある患者の出血に対して乾ガーゼを挿入する

乾ガーゼによる止血は、抜去時の二次的粘膜損傷による出血で悩むことがある。むしろ4% lidocaine hydrochlorideおよび5000倍epinephrineを同時にしみこませたスポンゼルを鼻腔内で積み重ねていく方法で止血すべきである。数日後の鼻汁による自然抜去はむしろ歓迎すべきで、時間をかけて抜去することを考える。

❸ 表面麻酔をせずに止血処置をする

局所焼灼法は疼痛を伴うため表面麻酔が必要である。4% lidocaine hydrochlorideおよび5000倍epinephrineで痛みを除去すると同時に粘膜の収斂効果もあって操作を容易とする。

❹ 出血部周囲に注射して止血する方法でepinephrine入りの局所麻酔薬を使用する

鼻出血の原因としてもっとも多いのが高血圧であることからepinephrine入りの局所麻酔薬は避けるべきと考える。したがって注射薬としては、isotonic sodium chloride solutionないしepinephrineを含まない局所麻酔薬（1% lidocaine hydrochloride注射液）を用いるべきである。

誤飲

IX 耳鼻科

北里大学医学部耳鼻咽喉科　横堀　学

DO すべきこと

❶ まず誤飲したものを把握する
❷ 呼吸状態、全身状態を把握する
❸ 異物の体内での位置を同定する

❶ まず誤飲したものを把握する

　誤飲の定義は広く、いわゆる本来経口摂取しないもの、できないもの（異物）を飲み込んだことを示す場合と、経口摂取したものが、咽頭から食道へ通過せずに気道に入る場合、を示す場合がある。またこの二者の組み合わせの症例も存在する。このことを踏まえ話を進めることとする。

　誤飲したものが異物であった場合、異物が何であるかを把握することが診断の第一歩である。異物の形態や性状により、異物が通過、停滞している消化管もしくは気道に、与えうる局所的障害や、全身的障害を推測でき、治療方針を立てることが可能であり、非常に重要である。

　成人の場合、高齢者、精神発達遅滞者に多い。義歯、錠剤のPTP包装シート、魚骨が多い。また自殺企図の薬物・農薬、刃物など鋭利なものの誤飲もある。これらのものに関しては問診にて異物の同定が比較的可能なことが多い。

　幼小児の誤飲は問診で異物を同定することが困難な場合が多いため、検査によって推測、同定されることが多い。硬貨がもっとも多いとされているが、身の回りのあらゆるものが異物の対象となる。

　異物の同定により、気管異物になりやすいものか、消化管異物の可能性が高いのか推測が可能である。また異物の形状により食道異物になりやすいものか、胃内異物の可能性が高いのかも予測できる。先端鋭利なものであれば、粘膜損傷、消化管穿孔の危険性の予知や、摘出方法の選択にも有用な情報である。薬物・農薬などの成分によって中毒に対する処置もまったく異なる。

❷ 呼吸状態、全身状態を把握する

　気道異物の場合、異物による気道閉塞は致命的であるために、まず呼吸状態を把握することが重要である。

　気道異物の場合は症状としては咳嗽、喘鳴、呼吸困難がみられる。吸気性呼吸困難を呈することが多いが、異物が気管分岐部に陥屯した場合、チェックバルブになり、異物側の肺が膨張し、胸部レントゲン写真上呼気時に縦隔が健側の肺を圧排するHolzknecht's signを呈することがある。この場合片肺換気ではあるが、呼吸困難の症状が消失している場合もあるので注意を要する。呼吸状態が悪い場合は、異物の可及的早急な摘出とともに、気道確保、呼吸管理の早急な対処が救命の鍵となる。異物による消化管穿孔が生じた場合は、急性腹症の症状を呈し、腹膜炎から敗血症を生じる可能性がある。発熱、腹部所見は、消化管異物を疑った場合穿孔の有無の診断の助けとなる。

❸ 異物の体内での位置を同定する

　異物の位置を同定することで、異物に対する対処方法を検討することができる。

　誤飲したものが同定できていれば、気管異物か消化管異物か推測できる。金属などであ

ればレントゲン写真に描出されるため、同定は容易である。レントゲンに描出されにくいようなプラスチック、食塊などの場合は軟性内視鏡にて、消化管、気管を観察し異物を直接確認することが重要である。薬物等の誤飲の場合は誤飲量を正確に把握することが、中毒症状回避のために重要である。

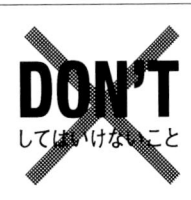

DON'T してはいけないこと

❶ 症状がないためにすぐ帰宅させる
❷ 無症状のため異物検索を怠る

---

❶ 症状がないためにすぐ帰宅させる

　誤飲を訴えて受診した小児が、受診時に無症状であることはしばしば遭遇する。

　気管異物であっても気管分岐部以下に異物が落ちた場合、一見今までの狭窄音は消失し、小児は無症状となる。しかし、これは無気肺の危険な状態である。このまま帰宅させた場合、帰宅後に急に状態が悪化し、肺炎や、呼吸不全をきたす恐れがある。このようなことは絶対避けるべきであり、誤飲による異物が疑われた場合は、症状がないというだけで帰宅させることは非常に危険である。常に異物がある可能性を考え、臨床検査も含めて、診察検査をおこなうべきである。

❷ 無症状のため異物検索を怠る

　❶にも述べたことと重複するが、異物を疑った場合はまず、異物を同定することに努める。内視鏡下での観察や、レントゲン撮影、聴診をおこなうことにより、異物の形態によっては無症状であっても、検査にて同定できることが多い。また、受診当日これらの検査をおこなっても異物が同定できない場合であっても、後日経過観察中に必要であれば検査を再度おこなうことが重要である。

その他注意したいこと

　成人や高齢者の場合誤飲の誘因が、自殺企図なのか、また脳血管障害や痴呆性疾患による判断力の欠如によるものであるかの鑑別は、再発予防の助けとなるので問診や、検査をおこなうことが望ましい。

耳鳴

IX 耳鼻科

北里大学医学部耳鼻咽喉科　佐野　肇

DO すべきこと

❶ 急性か、慢性かを鑑別する
❷ 他覚的か、自覚的かを鑑別する
❸ 聴覚機能の評価
❹ 聴神経や頭蓋内疾患の除外
❺ 原因と対処法についての説明

❶ 急性か、慢性かを鑑別する

　急性に生じた耳鳴は、多くの場合耳疾患に伴っている。突発性難聴、メニエール病、内耳炎、音響外傷、中毒性難聴などの内耳疾患のほかに、中耳炎や耳管疾患などで生ずる場合がある。急性に起こったこれらの原疾患に対しては原則的に治療や対処が必要である。原疾患が軽快すれば多くの場合耳鳴も改善ないし消失する。急性の内耳障害では治療時期を逸すると固定してしまうことが多く、耳鳴も治らないことが多いので注意が必要である。

❷ 他覚的か自覚的かを鑑別する

　多くの耳鳴は自覚的耳鳴である。自覚的耳鳴では、実際に音という物理現象は生じておらず、その本体は患者の神経や脳内に生じている電気的信号のみであり、患者自身しか知覚できないものである。しかし、実際に物理的な音が生じていてそれを知覚することにより起こる耳鳴もあり、これを他覚的耳鳴という。これには血管性の雑音と筋肉の収縮によって発生する音とが知られている。血管性の雑音が生ずる疾患として、動静脈奇形、動脈瘤、中耳の血管腫、グロームス腫瘍、脳腫瘍などがあげられ、これらの疾患は進行すればほかのさまざまな症状を引き起こしてくる可能性があり鑑別が重要である。

❸ 聴覚機能の評価

　純音聴力検査は最低限おこなわなければならない。難聴はあるか、程度はどのくらいか、伝音難聴か感音難聴かなどの多くの重要な情報が得られる。感音難聴であった場合には、語音明瞭度検査、ABLB、SISIなどのリクルートメント検査、Bekesy自記オージオメトリー、ABR検査などを利用して内耳性か後迷路性難聴かの鑑別をつける。特に一側性の耳鳴に対しては両者の鑑別が重要である。

❹ 聴神経や頭蓋内疾患の除外

　上記の聴覚機能検査において後迷路性難聴が疑われた場合や血管性の他覚的耳鳴の場合には、MRI、CT、血管造影などでさらにその原因を追求し、しっかりと確定診断をつける必要がある。

❺ 原因と対処法についての説明

　耳鳴を訴えてくる患者の大部分では、慢性の内耳障害が原因になっている。そうした内耳障害に対する根本的な治療は現時点では存在しない。したがって耳鳴の根本的治療法も存在しない。そうした症例に対する治療は、患者自身が耳鳴症状をコントロールでき、耳鳴りに慣れ、生活の質を落とさずに過ごさせることを目標とする。その場合の説明、指示の内容について以下に概略を述べる。
　まず、耳鳴が生じている原因と身体の状態を説明する。耳鳴が起こるきっかけは内耳の比較的小さな障害であるが、今悩んでいる耳鳴の本体は内耳とはほぼ独立した脳内の現象である。聴覚中枢路の信号と視床、網様体、

感情にたずさわる大脳辺縁系などとの相互作用により、最終的に聴皮質で知覚されている。したがって自分の身体全般の調子や精神的な状態によって影響されるものである。逆に言えば、自分の気持ちの持ちようでコントロールすることも可能である。また、耳鳴の起点となっている内耳の障害は軽微であり現在は安定しており、したがって耳鳴は聞こえなくなる前兆ではない。脳や神経に器質的疾患はなく体のどこかが悪くなる前兆でもない。

対処法としては、耳鳴は就寝時や起床時など周囲に音がほとんど存在しないときに大きく感じることが多く、そうした時間にはラジオや音楽などほかの音を出しておくことを勧める。一方で、日中何かの作業に集中しているときなどは耳鳴を感じていないことが多く、何もせず耳鳴に思い悩んでいるような時間を少なくする生活習慣をつけさせる。

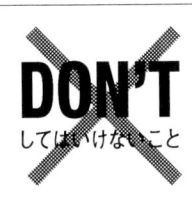

DON'T してはいけないこと

❶ 耳鳴は治らないと説明して診療を打ち切る
❷ 安易に投薬する
❸ 治療が必要な疾患を見逃す

---

❶ 耳鳴は治らないと説明して診療を打ち切る

慢性の耳鳴に関しては、確かに現時点ではそれを根本的に治すことはできないが、それは治療がないということではない。必要な検査をおこない、必要な対処法を指示することが医師の務めである。適切な説明と指示が得られれば、それだけで耳鳴が軽減する患者も少なくない。

❷ 安易に投薬する

耳鳴の治療薬としては、内耳、神経機能の改善を目的とした循環改善薬や代謝賦活薬などのほか、精神的な面からの症状の軽減を目的とした抗不安薬、抗うつ薬などが用いられる。しかし、それらはいずれも根本的な治療効果はもっていない。さらに抗不安薬、抗うつ薬では様々な副作用を引き起こす可能性がある。したがって、まず上記の説明と指示をおこなったうえで個々の症例に合わせて必要な治療薬を選択していくべきである。投薬を必要としない症例の方が多いはずである。

❸ 治療が必要な疾患を見逃す

耳鳴を起こしている疾患で投薬や手術などの治療が必須なもの、あるいはさらなる検査による確定診断が急がれるものは、急性疾患全般、腫瘍、神経疾患、頭蓋内疾患などであり、まずこれらの可能性を念頭において診療にあたらなければならない。

聴力障害

IX 耳鼻科

岩手医科大学耳鼻咽喉科　佐藤　宏昭

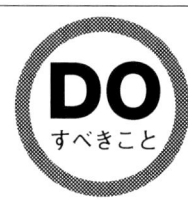

DO すべきこと

❶ 発症の仕方を聴取する
❷ 聴力障害以外の訴えを聞く
❸ 鼓膜所見を観察する
❹ 聴力検査を実施する

❶ 発症の仕方を聴取する

　聴力障害すなわち難聴は耳疾患の中でも、もっとも多い症状である。聴力障害は様々な耳疾患にみられるが、それぞれの疾患の特徴からある程度疾患を絞ることができるため問診で十分に聴取することが大切である。まず発症の仕方が急に起こったものか徐々に起こったものかを聴取する。急に発症した感音難聴は治療による回復が期待できるが慢性に発症したものでは一般に回復は困難である。したがって発症の仕方は疾患の診断だけでなく治療の面からも重要な情報となる。

　急に起こる難聴には外傷、薬剤性内耳障害、聴神経腫瘍の一部、ウイルス性内耳炎など原因の明らかな疾患と突発性難聴、メニエール病など原因不明な疾患とがある。頭部外傷、音響外傷、圧外傷、耳かきによる鼓膜・中耳への直達外傷などの有無を問診するとともに、内耳毒性を有する薬剤（アミノ配糖体系抗菌薬、シスプラチン）の使用の有無をまず問診で確認する。聴神経腫瘍の多くは進行性感音難聴で発症するが、急性感音難聴で発症する例が10～20％にみられる。後天性に難聴を起こし得るウイルスには麻疹、ムンプスウイルス、水痘帯状疱疹ウイルスなどがあり、難聴の発症前にこれらの疾患に罹患したかどうかも確認しておく必要がある。また入浴中に耳に水が入ってから急に難聴をきたしたと訴える場合は耳垢栓塞が原因となっていることが多い。これらの原因の明らかな疾患が否定され明らかな原因がない場合は突発性難聴、メニエール病などの疾患を考える。突発性難聴は難聴のほかにめまいを伴う例が40％にみられるが、メニエール病のように再発することはないため、病歴から難聴と回転性めまいを伴う発作を繰り返していることが明らかであればメニエール病を考える。

　徐々に起こる難聴には老人性難聴、慢性騒音性難聴、遺伝性感音難聴、特発性進行性感音難聴、耳硬化症、聴神経腫瘍などの頭蓋底腫瘍などがあげられる。老人性難聴は年齢と耳疾患の既往や聴力障害をきたす原因がないことを問診で確認することでほぼ診断しうる。慢性騒音性難聴の診断には職場が騒音環境であるかどうかを聴取する必要がある。さまざまな職業が挙げられているが鉱山、船舶、鉄道、金属工場、機械工業、溶接などが慢性騒音性難聴をきたす代表的な職種である。遺伝性感音難聴の診断には詳細な家系図を作ることが大切である。一般に遺伝形式は母系遺伝（ミトコンドリア遺伝子異常）と常染色体劣性遺伝（コネキシン26遺伝子異常、PDS遺伝子異常など）をとるものが多い。特発性進行性感音難聴は原因不明、進行性、両側性の感音難聴であるが、診断には問診でこれらの条件を満たすかどうかを確認する必要がある。耳硬化症はアブミ骨周囲に生じた海綿様骨変化により伝音難聴をきたす疾患で思春期ごろから徐々に進行する両側性難聴と耳鳴が特徴である。両側罹患が85～90％で片側性は10～15％と少ない。男女比は約1：2と女性に多く、女性では妊娠中に難聴の増悪をみるこ

とが多い。家族内発生もしばしば認められ遺伝形式は常染色体優性遺伝で浸透率は50%以下とされている。本疾患には騒音下でかえってよく聞こえるWillisの錯聴がみられることがある。問診でこれらの特徴が複数確認されれば耳硬化症を疑う。

❷ 聴力障害以外の訴えを聞く

耳痛、耳漏、耳鳴、めまいなど随伴する症状について問診する。外耳・中耳の炎症性疾患であれば耳痛、発熱、耳漏などの症状を伴うことが多く、さらにこれらの症状に加えて回転性めまいの訴えがあれば内耳炎を併発している可能性が高い。一方、高調性の耳鳴やめまいを伴うが耳痛、発熱などの症状を欠く場合には突発性難聴、メニエール病など内耳性の疾患が疑われる。

❸ 鼓膜所見を観察する

耳鏡による鼓膜の視診は慣れないと難しいが、拡大耳鏡や手術用顕微鏡を用いれば比較的容易に観察できる。鼓膜に発赤、腫脹、滲出液線、穿孔、耳漏などの所見が確認されれば中耳炎と考えてよい。鼓膜にこれらの異常所見がない場合には感音難聴を考える。しかし、鼓膜所見が正常な伝音難聴（耳硬化症、中耳奇形）の存在も忘れてはならない。

❹ 聴力検査を実施する

純音聴力検査をおこない難聴の型（伝音難聴、感音難聴、混合性難聴）と程度を調べる。感音難聴には内耳性難聴と後迷路性難聴が含まれるが、両者の鑑別診断には自記オージオメトリー、語音聴力検査、聴性脳幹反応などの検査が必要である。

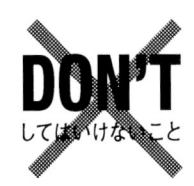

DON'T してはいけないこと

❶ 内耳毒性を有する薬剤を投与する

---

❶ 内耳毒性を有する薬剤を投与する

アミノ配糖体系抗菌薬による内耳障害は非可逆的であるため、ほかの抗菌薬で治療が可能な場合は投与を避ける。どうしても投与の必要な疾患では投与前に聴力検査をおこない、投与中にも定期的な聴力検査をおこなう。アミノ配糖体系抗菌薬のうちフラジオマイシン、ジヒドロストレプトマイシン、カナマイシンはとくに聴力障害（蝸牛障害）をきたしやすい。最近ミトコンドリア遺伝子1555A→G変異はアミノ配糖体系抗生物質に対する高感受性と関連しており、少量の投与でも聴力障害をきたすことが明らかにされた。この変異を有する患者ではアミノ配糖体系抗菌薬の投与を避けることで高度難聴を回避ないし予防することが可能である。したがって家族歴で近親者にアミノ配糖体系抗菌薬による難聴者がいる場合、また家系図で母系遺伝が疑われる場合にはミトコンドリア1555A→G変異の可能性を説明し、投与前にアミノ配糖体系抗菌薬を使用するリスクについても十分に説明しておく必要がある。

抗癌薬であるシスプラチンは総投与量が$200mg/m^2$を越えると聴力障害のリスクが高まる。特に投与前から聴力障害を有している例では難聴の増悪をきたしやすい。抗癌薬であるため聴力障害の可能性があっても投与を避けられないが、投与前と投与中は聴力検査をおこない聴力障害が生じた場合は患者本人と投薬を継続するかどうか話し合う必要がある。

嗄声

岩手医科大学耳鼻咽喉科　佐藤　宏昭

DO すべきこと

❶ 発症の仕方をまず聞く
❷ 嗄声の性状をチェックする
❸ 背景因子を問診する
❹ 喉頭を観察する

❶ 発症の仕方をまず聞く

発症の経過は原因疾患を推定するうえで有力な情報となるため発症の仕方、すなわち急に起こったか、徐々に起こったかをまず問診する。甲状腺癌・迷走神経鞘腫など頸部の腫瘍、開胸手術後、胸部疾患（大動脈瘤、肺癌、縦隔腫瘍、胸部食道癌）など反回神経麻痺の原因となる疾患や手術では急激に発症する。急に発症した反回神経麻痺では初期には誤嚥を伴い、両側麻痺を生じた場合は呼吸困難を伴うのでこれらの随伴症状の有無も確認する。また気管内挿管操作による外傷（長期間の挿管による反回神経麻痺、披裂軟骨の脱臼）、急性炎症（急性喉頭炎、声門下喉頭炎）、心因性失声などでも同様に発症は急激である。

一方、慢性喉頭炎、喉頭癌、乳頭腫、声帯結節、ポリープ様声帯、老化などの場合は徐々に発症する。気管内挿管後の嗄声で肉芽腫によるものは、気道粘膜損傷が原因となって徐々に肉芽腫が増大してくるため、術後しばらくしてから嗄声が著明になってくることが多い。

❷ 嗄声の性状をチェックする

嗄声の臨床的な評価法には「聴覚印象による評価法」がある。これは嗄声度をG（grade）、その性状をR（rough、粗糙性）、B（breathy、気息性）、A（asthenic、無力性）、S（strained、努力性）の4項目で表記するもので、それぞれ4段階のスコアで評価する。しかし、このような判定法で直接疾患を診断できるわけではなく、また判定自体も検者の経験や主観に左右されやすいので音声の専門家を除けば評価は難しく一般的ではない。しかし、これらの項目のうち粗糙性か気息性かは判定が比較的容易で原因疾患の推定にも役立つため、それぞれの嗄声を呈する病態と疾患を以下に記す。

粗糙性嗄声はがらがら声、ないしざらざらした声で声帯に生じた腫瘤や腫脹のため声帯の規則的な振動が障害されて生ずる。声帯ポリープ、ポリープ様声帯、乳頭腫などにみられるが、喉頭癌にもみられる。喉頭癌では次第に嗄声は増悪していき努力性となり、ついには失声となる。

気息性嗄声では声は弱く、息漏れ音が混じるが、これは発声時の声門閉鎖が不完全で、声門から呼気が漏れるために起こる。気息性嗄声が高度になると、ささやき声しか出ない状態（失声）となる。おもな疾患には反回神経麻痺、心因性失声、声帯結節、声帯溝症、喉頭癌、老化による声帯萎縮などがあげられる。

❸ 背景因子を問診する

年齢・性・職業・喫煙習慣などの背景因子は疾患の診断にあたって大切な情報となるので必ず問診しておく。保母、教師、僧侶など声をよく使う職業、あるいはカラオケや民謡の愛好家では声帯結節により嗄声をきたすことが多い。小児男子で音声の乱用によるものを学童嗄声と呼ぶが、これも声帯結節による

ものである。頸部の腫瘍・手術後、胸部疾患などの病歴が明らかであれば反回神経麻痺の可能性が高い。さらに喫煙歴を有する中高年者の場合、男性であれば喉頭癌、女性であればポリープ様声帯が疑われる。また、新生児では喉頭横隔膜症、喉頭嚢胞などの疾患を疑う。パーキンソン病、重症筋無力症、進行性筋萎縮症、甲状腺機能低下症、関節リウマチなどの疾患でも嗄声を生ずるのでこれらの基礎疾患の有無についても問診する。

❹ 喉頭を観察する

　問診で喉頭疾患が疑われる場合はまず喉頭の視診をおこなう。喉頭疾患の大半は視診で診断がつくので、絞扼反射が強く間接喉頭検査で十分観察できない場合や、より詳細な観察が必要な場合は喉頭ファイバースコープを用いて十分観察する必要がある。喉頭の炎症性疾患や腫瘍性病変などは喉頭が十分観察できれば診断は容易である。反回神経麻痺による嗄声であることが視診で確認された場合は、胸部大動脈瘤、肺癌、食道癌、甲状腺癌などの疾患の有無を調べる必要がある。甲状腺については頸部の触診や超音波検査、胸部疾患や食道癌については胸部X線撮影、食道透視などの検査をおこない、必要があれば胸部CTや食道の内視鏡検査を追加する。

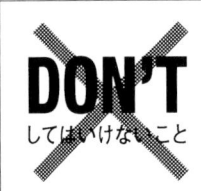

DON'T してはいけないこと

❶ 若年性喉頭乳頭腫の気管切開

---

❶ 若年性喉頭乳頭腫の気管切開

　喉頭乳頭腫の原因はヒトパピローマウイルス（HPV）であるが、幼小児に発症する若年性喉頭乳頭腫は成人期に発症する成人型喉頭乳頭腫と異なり再発を繰り返しやすい。急激な増殖によりしばしば呼吸困難をきたすが、原則として挿管により気道確保をおこなう。気管切開は乳頭腫を気管、気管支、肺に進展させる原因とされており、気管切開に気道を確保できない場合を除き可能な限り避ける。肺実質まで乳頭腫が進展した例では現時点で有効な治療法はなく、その予後はきわめて不良である。

その他注意したいこと

1. 喉頭外傷

　喉頭外傷による嗄声は外傷の及んだ部位、程度でさまざまであるが、受傷直後の嗄声が軽度であっても受傷後数週間経過してから瘢痕狭窄のために高度の嗄声、呼吸困難をきたすことがある。喉頭外傷は軟骨の骨折・脱臼があればその整復、損傷した軟部組織は可能であれば縫合するなど早期に外科的処置を要する場合があるので、必ず耳鼻咽喉科専門医を受診させる。

2. 幼児の嗄声

　幼児の嗄声で最も注意すべき疾患に急性声門下喉頭炎があげられる。急性声門下喉頭炎（仮性クループ）は3歳以下の幼児に多くみられ、最初は軽度の嗄声から始まり、発熱、犬吠様咳嗽、吸気性喘鳴、呼吸困難をきたす。

　呼吸困難に対しては挿管や気管切開を準備し、いつでも気道確保ができるよう準備しておく必要がある。

3. 他の脳神経麻痺の合併

　嗄声のほかに軟口蓋麻痺、舌運動障害などを合併しているときは中枢神経障害、頸静脈孔周辺の腫瘍、多発性脳神経炎などによる反回神経麻痺を考える。

咽頭痛・嚥下痛

岩手医科大学耳鼻咽喉科　佐藤　宏昭

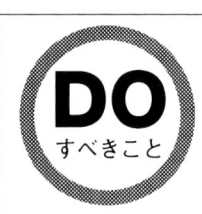

DO すべきこと
1. 痛みの性状を聞く
2. 自発痛か嚥下痛かを聞く
3. まず咽頭をみる
4. 頸部を触診する
5. 気道閉塞の恐れがないかを確認する

❶ 痛みの性状を聞く

問診のみで原因を正確に判断するのは難しいが、原因を推定するうえで咽頭痛の訴え方は参考となる。一般に粘膜の炎症によるものではヒリヒリとした疼痛、潰瘍性の病変ではズキズキした疼痛、外傷性の病変では刺されるような疼痛を訴える。

❷ 自発痛か嚥下痛かを聞く

一般に咽頭痛は嚥下で痛みが増強するのが特徴である。しかし、主訴が自発痛の場合、通常病変は局所に限局していることが多いのに対して、主訴が嚥下痛の場合は局所に限局せず口腔、舌、食道、頸部の病変でも出現するため咽頭以外の部位の病変を疑う必要がある。特に喉頭蓋や披裂部など頻繁に収縮や運動を繰り返す部位の病変では嚥下痛が強い。咽頭、食道の異物は病歴（異物の誤嚥）の明らかなものがほとんどであるが、自発痛よりも嚥下痛が強く食道異物では嚥下ができないほどの痛みでしかも持続することが多い。急性喉頭炎、急性喉頭蓋炎、喉頭蓋に生じた潰瘍性病変（天疱瘡、ベーチェット病など）などの喉頭疾患も自発痛より嚥下痛の訴えが強い。また下咽頭頸部食道癌では痛みはそれほど強くないが持続する咽頭痛、嚥下痛がみられるので注意が必要である。嚥下障害や頸部リンパ節腫脹を伴う場合は下咽頭頸部食道癌の可能性が高いので内視鏡や、食道透視、CT、MRIなどの画像診断を併用して腫瘍の存在を確定する。

❸ まず咽頭をみる

視診の容易な中咽頭を最初に観察する。咽頭粘膜の発赤や腫脹の部位、水疱、びらん、潰瘍、出血、白苔、腫瘍性病変の有無などを確認する。

咽頭痛の原因となる疾患のうち頻度の高い炎症性疾患は、急性口蓋扁桃炎、急性咽頭炎など中咽頭の炎症である。急性口蓋扁桃炎では口蓋扁桃に発赤、腫脹、膿栓などの所見が認められ、発熱、咽頭痛、嚥下痛をきたし、ときに耳痛を訴える。急性咽頭炎では咽頭粘膜の発赤、咽頭後壁のリンパ濾胞や咽頭側索の発赤、腫脹が認められる。また伝染性単核球症では頸部のリンパ節腫脹に加え扁桃、咽頭に汚い白苔を認める。扁桃周囲炎（膿瘍）は扁桃の被膜外に炎症(膿瘍)が波及したもので激しい咽頭痛と嚥下痛、開口障害を伴い、多くは一側性に咽頭腫脹をきたす。また頻度は少ないが、無顆粒球細胞症や白血病などの血液疾患は初発症状として咽頭痛や灰白色の白苔、潰瘍性病変など急性口蓋扁桃炎と似た症状、所見を呈することがあるので注意を要する。

感冒に続発して発症し、咽頭に所見がなく喉頭痛、嚥下痛を訴える場合は急性喉頭炎を疑う。急性喉頭炎は炎症を生じた部位から急性喉頭蓋炎、急性声帯炎、急性仮声帯炎、急性声門下喉頭炎に分類される。部位により症状は異なるが重症例では喉頭痛、嚥下痛をきたし、急性声帯炎では失声、急性喉頭蓋炎や急性声門下喉頭炎では呼吸困難が出現する。

これらの疾患は喉頭が観察できれば診断は難しくないが、喉頭の視診には間接喉頭鏡や喉頭ファイバースコープが必要となる。

❹ 頸部を触診する

咽頭痛は亜急性甲状腺炎や化膿性甲状腺炎などの甲状腺疾患でも生ずるため頸部の触診も怠ってはならない。特に亜急性甲状腺炎では発症時に咽頭痛、嚥下痛を訴えることが多い。これらの疾患は甲状腺の触診と血液学的所見で容易に診断できる。

❺ 気道閉塞の恐れがないかを確認する

急性喉頭蓋炎、扁桃周囲膿瘍、深頸部膿瘍などの疾患は気道閉塞をきたすことがあるため呼吸状態のチェックと上気道の視診を忘れてはならない。特に急性喉頭蓋炎は急激に呼吸困難、気道閉塞を生じ、不幸な転帰をたどることがあるため注意を要する。急性喉頭蓋炎と診断されたなら、気道確保の準備をしたうえで喉頭の所見を観察しながら抗菌薬、ステロイドの投与をおこなう。気道確保に際して気管内挿管は困難であるため、トラヘルパーや気管切開の準備をしておく必要がある。

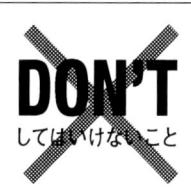

DON'T してはいけないこと

❶ すぐ抗菌薬を投与する
❷ 漫然と抗菌薬投与を続ける

---

❶ すぐ抗菌薬を投与する

伝染性単核球症はウイルス性疾患（EBウイルス）であるため抗菌薬の投与は不要である。本疾患は口蓋扁桃や咽頭扁桃の発赤、腫脹を認め、高度の咽頭痛・嚥下痛を伴うが偽膜性の白苔付着や著明な頸部リンパ節腫脹を伴うことが多く、細菌性急性陰窩性扁桃炎との鑑別診断は比較的容易である。咽頭の局所所見から鑑別が困難な場合は肝脾腫、肝機能障害の有無、末梢血中の異型リンパ球出現の有無などをチェックする。細菌の二次感染を生じた場合はマクロライド系、テトラサイクリン系、ホスホマイシン系の抗菌薬を選択する。ペニシリン系抗菌薬を使用すると高率に発疹をきたすため使用してはならない。

❷ 漫然と抗菌薬投与を続ける

扁桃周囲膿瘍や深頸部膿瘍（副咽頭間隙、顎下間隙、頸動脈間隙など）を併発した場合は抗菌薬の投与を続けても治癒しないため抗菌薬投与で改善が得られなければ膿瘍形成を疑う必要がある。開口障害や咽頭・頸部の腫脹があれば膿瘍形成の可能性が高いため穿刺やCTによる画像診断などで膿瘍の有無を確認する。穿刺、切開排膿などの外科的処置を要する状態で漫然と抗菌薬の投与を続けていると、気道粘膜の浮腫をきたし気道閉塞に陥る場合もあるので診断が遅れないよう注意が必要である。

その他注意したいこと

● 発作性の疼痛で咽喉頭所見がなく、嚥下運動や顔面への接触刺激で疼痛発作が誘発される場合は舌咽神経痛や三叉神経痛を疑う。また茎状突起過長症（Eagle症候群）は咽頭異物感や嚥下痛を訴えることが多いが、舌咽神経痛と同様な神経痛様疼痛を訴えることもある。

熱傷

X 皮膚科

埼玉医科大学皮膚科　土田　哲也

DO すべきこと

❶ 重症度を評価する
❷ 深さをみきわめる
❸ 気道熱傷の有無を確認する
❹ 全身管理を第一に考える
❺ 適切な局所処置をする

❶ 重症度を評価する

　受傷面積と深さを評価し、重症度を判定する。受傷面積は9の法則（体幹9％×2×2、上肢9％×2、下肢9％×2×2、顔面・頭部9％、外陰部1％）で計算する。深さはⅠ度～Ⅲ度で評価する（後述）。

　重症度は以下のように分類される。①軽度熱傷（Ⅱ度15％未満またはⅢ度2％未満）、②中等度熱傷（Ⅱ度15～30％またはⅢ度2～10％未満）、③重症熱傷（Ⅱ度30％以上またはⅢ度10％以上）。なお、burn index（Ⅲ度面積＋1/2Ⅱ度面積）という概念では、10～15％以上を重症と判定する。

　重症度評価は全身管理をおこなううえで重要な指標となる。中等度熱傷以上は入院のうえ輸液などの全身管理が必要である。

❷ 深さをみきわめる

　深さの評価は、❶で述べた全身管理の指標となる重症度判定と関連するのみならず、局所の治療方針決定に際しても重要である。

　深さは、Ⅰ度（表皮熱傷）、Ⅱ度（真皮熱傷）、Ⅲ度（皮下熱傷）に大別される。Ⅱ度熱傷はさらに真皮浅層熱傷（SDB）、真皮深層熱傷（DDB）に分けられる。Ⅰ度は発赤のみ、Ⅱ度は水疱形成、Ⅲ度は壊死がみられることから判定できるが、もっとも重要であるのはSDBとDDBの鑑別である。

　SDBに比べDDBは、潰瘍部が白色調、毛が容易に抜ける、痛覚が低下している、といった点に特徴がある。何故SDBとDDBの鑑別が重要かといえば、SDBでは3週間以内に瘢痕を残さず治癒するのに対して、DDB以上の深い熱傷は保存的治療では1か月以上かけての瘢痕治癒しか望めず、植皮術の適応となるためである。SDBとDDBの創傷治癒の違いは、SDBでは真皮中層以下に残存する毛包、汗腺といった付属器の上皮成分が表皮再生に重要な役割を果たすことに基づく。

❸ 気道熱傷の有無を確認する

　気道熱傷を伴う場合は、浮腫による気道閉塞を生じる前に挿管や気管切開などによる呼吸管理が必要である。顔面を受傷している場合、特に炎や爆発などで熱風を吸い込んでいる可能性がある場合などは、必ず鼻毛が焼けていないかどうかをチェックする。気道熱傷がある場合は、受傷面積が狭くても重症熱傷と評価して全身管理をおこなう。

❹ 全身管理を第一に考える

　中等度以上の熱傷の場合、救命を第一に考え、輸液等の全身管理を最重視する。

　まず、受傷後48時間までの急性期（ショック期）を乗り切ることが重要である。hypovolemic shockの防止のための輸液療法が中心となる。初期輸液量は、Baxter法では、乳酸リンゲル液を受傷後24時間で4ml×受傷面積（％）×体重（kg）と計算し、最初の8時間で1/2、次の16時間で残り1/2を投与する。時間尿量、血算、血中蛋白、血圧などを指標に量を適宜調節する。

その後は、感染、腎不全等の臓器障害、胃・十二指腸潰瘍（Curling潰瘍）などの合併に注意する。

❺ 適切な局所処置をする

創傷治癒に向けた次のステップとして適切な局所処置も重要である。ここでは、保存的治療と手術的治療の適応を的確に判断する必要がある。

保存的治療の基本は感染予防と局所保護による創傷治癒促進である。受傷直後は、冷却、局所洗浄をおこない、その後は、局所洗浄に加えて適宜、外用薬を使用する。DDB以上の場合は、外用薬として壊死組織融解、肉芽形成促進、上皮形成促進の効能を有する薬剤を順次使用していく。必要に応じて、特にSDBの場合に創傷被覆剤を使用する。

手術療法は、DDB以上が適応になる。DDBの場合は、SDBとの境界が明瞭になる受傷10日〜2週間後に、Ⅲ度熱傷では3〜10日後の早期に施行することが多い。ただし、壊死組織が感染の温床になっている場合はより早期に外科的な壊死組織除去が必要である。

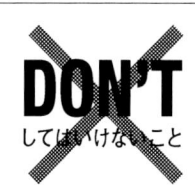

DON'T してはいけないこと

❶ 小児と高齢者を青壮年と同様に扱う
❷ 創部を乾燥させる
❸ 手術の時期を逸する
❹ 熱傷瘢痕を放置する

---

❶ 小児と高齢者を青壮年と同様に扱う

小児と高齢者は、受傷面積と深さに加えて年齢を加味した重症度判定が必要で、全身管理をより厳重におこなう。たとえば、成人では入院・全身管理の適応は中等度熱傷以上（Ⅱ度15％以上）であるが、小児の場合はⅡ度5％熱傷程度でも入院・全身管理が必要である。

❷ 創部を乾燥させる

浅い熱傷であれば創部を乾燥させることはなんら問題ないが、DDB〜Ⅲ度の深い熱傷は必ず湿潤環境を保つ。肉芽形成・上皮形成などの創傷治癒の過程において細胞成長因子がきわめて重要な役割を果たしている以上、それらの因子が働きやすい湿潤環境を保つことは当然必要である。

❸ 手術の時期を逸する

手術は局所治療の意味だけではなく、全身状態を改善するために早期に施行すべき場合がある。DDB以上が広範囲にある場合は、保存的に全身管理と局所処置を適切におこなっても、全身状態悪化、二次感染の併発は避けられないことが多い。やや全身状態が不良であっても、その後のダウンヒルの経過を防ぎ救命するために早期に植皮術をおこなったほうがよい場合がある。また、壊死組織があるために発熱などを生じている場合も、早期に外科的に壊死組織除去をおこなうことで全身状態の改善が期待できる。

❹ 熱傷瘢痕を放置する

生命的な問題がない場合は、個々の状況に応じて、深い熱傷であっても手術をおこなわずに保存的に瘢痕治癒を目指す場合がある。この場合は、熱傷瘢痕について長年にわたって注意深い観察が必要である。関節拘縮などの機能障害が生じた場合は、植皮等の手術療法が必要になるし、数十年後に熱傷瘢痕癌が生じる可能性もあるので同部にびらん・潰瘍などを繰り返すようになったら必ず受診してもらうようにする。

蕁麻疹

X 皮膚科

埼玉医科大学皮膚科　土田　哲也

DO すべきこと

1. ショック症状をチェックする
2. 呼吸困難の有無を確認する
3. 問診を詳細にする
4. 原因検索のための検査をする
5. 抗アレルギー薬を投与をする

❶ ショック症状をチェックする

薬剤投与や蜂刺症による即時型アレルギーの場合、蕁麻疹のみならず、血圧低下や呼吸困難などのアナフィラキシーショックを伴うことがある。ショック症状がみられた場合は、早急にエピネフリン（ボスミン0.1％液）皮下注、気道・静脈確保のうえ、抗ヒスタミン薬、即効性水溶性副腎皮質ステロイドの静注をおこなう。

アナフィラキシーショックを伴う蕁麻疹はほかに、ソバなどの食餌アレルギー、ゴム手袋着用で誘発されるラテックスアレルギー（ラテックス・フルーツ症候群：バナナなどの果物との交差アレルギーあり）、小麦等の食餌摂取プラス運動により誘発される食物依存性運動誘発性アナフィラキシーなどがある。

❷ 呼吸困難の有無を確認する

❶のアナフィラキシーショックに伴う呼吸困難以外に、蕁麻疹が深部に生じる血管性浮腫（Quincke浮腫）でも、気道閉塞による呼吸困難を引き起こすことがある。この場合は、エピネフリンや副腎皮質ステロイドの全身投与が有効でないこともあるので、入院のうえ、必要に応じて呼吸管理をおこなう。

❸ 問診を詳細にする

蕁麻疹は、経過により急性蕁麻疹と慢性蕁麻疹に分けられる。誘因別にみた場合は、アレルギー性蕁麻疹、物理性（機械性、寒冷、温熱、日光）蕁麻疹、コリン性蕁麻疹（発汗刺激による）と呼ばれる。

蕁麻疹は出没を繰り返すことが特徴であるため、診察時には皮疹は消退していることがある。しかし、問診により、蕁麻疹と診断し、その誘因を推定することは可能である。

❹ 原因検索のための検査をする

蕁麻疹の診断、誘因別病型分類は比較的容易であるが、個々の蕁麻疹症例で特異的原因を特定することは困難なことが多い。特に、慢性蕁麻疹では原因の特定は難しい。これは、蕁麻疹の発症にはある特定の物質のみならず、複数の要因が関与しているためと考えられる。それでも、急性蕁麻疹の場合は慢性に比べれば、原因の特定は可能な場合が多い。

特異的原因としては、薬剤などの化学物質、食物（食品添加物を含む）、感染などが原因となりうる。原因特定のためにはやはり問診がもっとも重要であるが、IgE-RAST検査、皮内試験、内服誘発試験などが参考になる。

個疹が1日のうちに消退しない、紫斑を伴う、あとに色素沈着を伴うなどがみられる蕁麻疹の場合は、生検で血管炎の有無の確認、あるいは膠原病などの基礎疾患の有無についても検討する。

❺ 抗アレルギー薬を投与する

蕁麻疹の治療の原則は、薬剤、食物など原因が特定される場合はその中止、および抗アレルギー薬（抗ヒスタミン薬）内服である。

副腎皮質ステロイドの全身投与は重症型のみが適応となる。

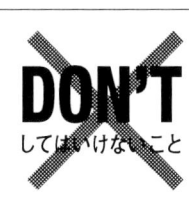

> **DON'T してはいけないこと**
> ❶ 疑わしい原因薬剤の投与を続ける
> ❷ 過度の全身精査をする
> ❸ IgE-RAST検査の結果のみを信じる
> ❹ 慢性蕁麻疹に副腎皮質ステロイドを長期投与する

❶ 疑わしい原因薬剤の投与を続ける

蕁麻疹の治療の原則は、悪化因子・原因がわかれば除去することであるが、そのなかで薬剤性のものは原因を特定しやすい。疑わしい薬剤があればまず中止することが大事で、原因確定は症状軽快後に必要に応じて検査をおこなえばよい。

❷ 過度の全身精査をする

蕁麻疹で内臓病変と関連して生じるケースはありうるが、頻度は少なく、すべての蕁麻疹で一律に全身くまなく基礎疾患を精査する必要はない。ただし、難治性のもの、問診・現症からほかの疾患の合併を疑わせる徴候があるもの、皮疹の消退の経過が通常の蕁麻疹と異なるものなどについては基礎疾患の検索をおこなう。

❸ IgE-RAST検査の結果のみを信じる

食餌が原因で生じる蕁麻疹の場合も、IgE-RASTの結果のみで原因確定することは困難である。たとえば、ある物質に対する特異的IgE抗体が肥満細胞上に存在しても、血中の遊離の特異的IgE抗体を調べるIgE-RAST法では検出されないことがある。また、蕁麻疹の原因はIgEが関与するⅠ型アレルギー反応だけではない。

❹ 慢性蕁麻疹に副腎皮質ステロイドを長期投与する

慢性蕁麻疹のコントロールの基本は効果と副作用のバランスの観点からすれば当然抗アレルギー薬（または抗ヒスタミン薬）内服である。一つの薬剤で効果不十分の場合も、この系統の複数薬剤の投与で対処できることが多い。重症・難治例で副腎皮質ステロイド内服がある期間適応になる場合はありうるが、原則として、安易な長期投与は避けることが必要である。

その他の皮疹

X 皮膚科

埼玉医科大学皮膚科　土田　哲也

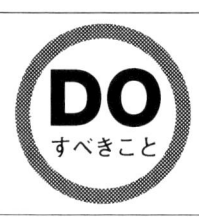

DO すべきこと
1. 見えども見れずと謙虚に接する
2. 皮疹の性状をカルテに記載する
3. 皮疹から大きな方向性を考える
4. 悪性腫瘍の存在を常に念頭におく
5. 皮膚生検の適応を判断する

❶ 見えども見れずと謙虚に接する

　皮疹は服を脱げば目に見える。通常、手技がきわめて簡単なこのような診察からは、質の低い情報しか得られないと考えられがちである。しかし、多くの臓器で内視鏡検査が確定診断になっていることを考えれば、これはまったくの誤解であることがすぐにわかる。物は誰にでも見えるが、そこから如何に多くの質の高い情報を得るかはすべて観察者の能力にかかっている。

❷ 皮疹の性状をカルテに記載する

　皮疹を客観的に表現できるようになることは、診断に至る第一歩である。最低限、皮疹の名称として、紅斑、紫斑、白斑、色素斑、丘疹、結節、腫瘤、水疱、膿疱、びらん、潰瘍、鱗屑、痂皮、硬化、萎縮という言葉を区別して記載できるようにする。そして、それに部位、大きさ、色調、表面の性状、隆起の状態、境界、分布、自覚症状を修飾する言葉として加える。記録として臨床写真を取っておくことも記載の裏付けとして有用である。

❸ 皮疹から大きな方向性を考える

　皮疹という症候を評価して診断に至るプロセスを正しくおこなうためには、マクロの皮疹を裏付けるミクロの病理組織所見を理解し、さらにマクロに戻るという長期間の繰り返し訓練が必要になる。しかし、最初から何百、何千とある皮膚疾患の詳細な診断名を列挙できるようになることを目指すのではなく、その皮疹が、炎症性か腫瘍性か、さらに炎症性であれば感染性、中毒性、あるいはアレルギー性のいずれか、また、腫瘍性であれば良性か悪性か、といった大きな方向性を探ることを考える。

❹ 悪性腫瘍の存在を常に念頭におく

　皮疹は目にみえるからこそ、特に誤診が許されないのは悪性腫瘍である。初診時に正確な診断ができない場合でも、その存在さえ頭の片隅においておけば、いずれその診断に辿りつく。

❺ 皮膚生検の適応を判断する

　内視鏡診断でも最終的な確定のためには組織診断が必要になるのと同様、皮疹の場合も確定診断のためには皮膚生検を必要とする場合がある。ただし、皮膚生検は小さいとはいえ皮膚に傷を残す侵襲的検査であるので、そのデメリットを上回る情報を得なければならないときに施行する。皮膚生検の適応についての判断は専門医に委ねた方がよい。

DON'T してはいけないこと

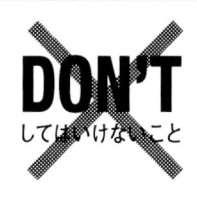

❶ 思い込みをする
❷ 絵合わせだけで診断する
❸ 何にでも副腎皮質ステロイド外用薬を塗る

❶ 思い込みをする

たとえば、「紅斑であれば炎症性疾患である」、あるいは「腫瘍は腫瘤状になっている」などの思い込みは致命的な誤診を招く。というのは、腫瘍は腫瘍細胞の増殖をきたす疾患であって、なにも腫瘤という形状を示すものをいうのではない。代表的には、Bowen病、日光角化症、外陰部Paget病などは表皮内癌、すなわち悪性腫瘍であるが、いずれも形状は紅色の斑状病変（平坦な病変）としてみられる。

自分が常識と思っていることは本当に正しいのかどうか常に再チェックしていく姿勢が必要である。

❷ 絵合わせだけで診察する

「…と似ているから…と診断する」ということ自体は決して否定されるものではない。しかし、皮疹のきちんとした評価およびそれを基にした診断へのプロセスを考える訓練をせずに、いつも絵合わせだけの診断をおこなっているといつまでも疾患を鑑別することができない。

❸ 何にでも副腎皮質ステロイド外用薬を塗る

診断はともかく治りさえすればよいという理由で、たとえば赤くて炎症がありそうであれば、副腎皮質ステロイド薬を外用しておけばよいという姿勢はきわめて危険である。

副腎皮質ステロイド外用薬は優れた抗炎症作用を有する有用な薬であるからこそ、その副作用を最小限にするために適切な使用法が望まれる。感染性疾患に誤用してはいけないことはもちろんのこと、たとえば同じ湿疹・皮膚炎群であっても、きめ細かい使用法が必要である。

第一に、症状の強さに応じてランクを変えるのは当然であるが、第二に、急性、慢性の違いでも使用法を変える必要がある。急性の接触皮膚炎では早期に治癒を目指して強力な副腎皮質ステロイド薬の短期外用が推奨される一方で、慢性疾患であるアトピー性皮膚炎では、炎症をとるために必要最低限のランクの外用剤を長期にわたりうまく使用していくことを目指す。第三には、部位による吸収の差も必ず考慮する。すなわち、顔面などでは外用薬の吸収が非常によいため、効果も副作用も現われやすいという特性を熟知したうえで、部位に応じた強さの外用薬を処方する。

瘙痒

皮膚科
埼玉医科大学皮膚科　土田　哲也

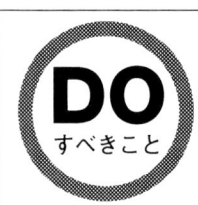

DO すべきこと

1. 皮疹の有無を確認する
2. 薬剤内服の有無を確認する
3. 頑固な痒みは悪性リンパ腫なども考慮する
4. 抗アレルギー薬内服をする
5. 生活指導をする

❶ 皮疹の有無を確認する

痒みが湿疹などの皮疹に伴って生じているのか、あるいは皮疹がなく痒みだけなのかをまず確認する。皮疹がある場合はその診断に応じた治療をおこなう。皮疹がなく痒みだけの場合を「皮膚瘙痒症」というが、限局性と汎発性に分かれる。

限局性瘙痒症は、外陰部や肛門などが局所的に痒くなる状態を指す。陰部瘙痒症では、膣カンジダ症・膣トリコモナス症や毛じらみ症などが基盤にないかをチェックする。肛門瘙痒症は、痔などを基盤に便による刺激などで生じることが多い。

汎発性瘙痒症の場合は、皮疹は明確といえなくとも乾皮症の変化が軽度あることが多いため、乾皮症のチェックを必ずおこなう。これは老人性変化に伴う乾皮症では、皮膚バリア機能が落ちるために易刺激性となり痒みを伴うことによる。掻破を繰り返せば湿疹病変が出現し、皮脂欠乏性湿疹となる。

❷ 薬剤内服の有無を確認する

通常の薬疹は皮疹を生じるが、いわゆる皮膚瘙痒症としてみられることもある。薬剤の関与も常に念頭におく必要がある。

❸ 頑固な痒みは悪性リンパ腫なども考慮する

皮膚瘙痒症の原因としてもっとも多いものは前述した老人性のものだが、頑固な痒みが続く場合は、Hodgkin病を代表とする悪性リンパ腫などの基礎疾患をチェックする。ほかに、皮膚瘙痒症を伴いやすい基礎疾患としては、慢性腎不全、原発性胆汁性肝硬変、甲状腺機能亢進症、多発性硬化症などがあげられる。

❹ 抗アレルギー薬内服をする

瘙痒に対しては、多くは抗アレルギー薬（または抗ヒスタミン薬）内服が有効である。しかし、内臓病変を有する汎発性瘙痒症では効果が少ない。皮疹が明瞭でない場合、外用薬は基本的には必要ないが、症例により弱いステロイド薬外用や抗ヒスタミン薬外用をおこなうことがある。乾皮症を伴う場合は保湿薬外用を併用する。

❺ 生活指導をする

柔らかい綿の肌着を身につける、汗や汚れを放置しない、ごしごし擦らない、保湿に気をつけるなど、局所刺激を極力減らすよう指導する。瘙痒は冷やすと軽減し、暖めると増すので、熱い湯による入浴を避ける。

なお、痒いから掻破する結果、湿疹病変が出現し、より痒みを増す、という悪循環により慢性の湿疹病変が形成されることがある。

DON'T してはいけないこと

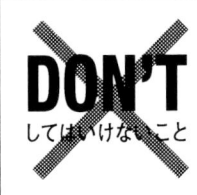

❶ 痒い皮疹は湿疹・皮膚炎群と思い込む
❷ 「痒いのは気のせい」という姿勢で接する

❶ 痒い皮疹は湿疹・皮膚炎群と思い込む

皮疹を伴う痒い疾患は多数ある。それを湿疹・皮膚炎群（接触皮膚炎、アトピー性皮膚炎）と思い込むことは危険である。たとえば、膠原病などの皮疹は痒くないと誤解されるが、皮膚筋炎では痒いことがむしろ多く、しばしば接触皮膚炎などと誤診される。また、疥癬などは猛烈な痒みがあるが、湿疹・皮膚炎と思い込んでステロイド薬外用をおこなうと症状は悪化する。

❷ 「痒いのは気のせい」という姿勢で接する

皮疹がない、いわゆる皮膚瘙痒症では、患者の訴え以外に客観的な異常が明確でないため、精神的なものとして片付けられてしまうことがある。頑固な瘙痒が如何につらいものであるかを理解し、患者の立場にたって対処していく姿勢が大切である。

その他注意したいこと

● 「湿疹」とは単に痒い皮疹をいうのではない。一般的には、何か皮疹があれば「湿疹」と表現されることが多いが、医学的には、「湿疹」は特定の症状名である。臨床的には、急性期では、赤く（紅斑）、ブツブツ（丘疹）、ジュクジュク（小水疱）、痒いもの、慢性期では、赤く（紅斑）、ガサガサ（鱗屑）、ゴワゴワ（苔癬化）、痒いもの、を指す。組織学的には表皮細胞間浮腫（海綿状態）が特徴である。こういった臨床的・組織学的特徴を有する症状を「湿疹」という。「湿疹」という症状を表現型とするいくつかの疾患をまとめて、「湿疹・皮膚炎群」という。「湿疹・皮膚炎群」に含まれる代表的な疾患が、接触皮膚炎（かぶれ）とアトピー性皮膚炎である。

出血傾向

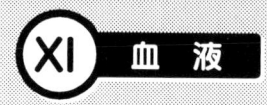

帝京大学医学部内科　川杉　和夫

DO すべきこと

1. 出血している場合、バイタルサインの確認・血管確保などの緊急処置をする
2. 問診で家族歴や既往歴をしっかり把握する
3. 診察をしっかりし、どのようなタイプの出血傾向であるかを区別する
4. 出血以外の発熱、貧血、黄疸、肝・脾腫、発疹などの随伴症状に注意する
5. ワーファリンや抗血小板薬などの薬剤服用歴をチェックする

❶ 出血している場合、バイタルサインの確認・血管確保などの緊急処置をする

すでに大量出血しているような患者が来院した場合には、ただちに血管を確保し、バイタルサインを確認しつつ緊急検査でスクリーニングをおこない、さらなる緊急処置の準備をおこなう。すなわち、頭蓋内出血が疑われる場合には頭部CTをおこない、吐血の場合には内視鏡による確定診断や止血処置が可能か否かを判断する。また、体表で出血している場合には圧迫止血をおこなう。

❷ 問診で家族歴や既往歴をしっかり把握する

ヒトの止血機構は、一次止血と二次止血の二つのステップからなっている。一次止血は出血が起こったときに最初に働く止血機序で、血管と血小板が主体である。二次止血は一次止血に引き続き起こり、おもに凝固・線溶系がその役割を担っている。

出血傾向の原因疾患を考える場合、止血機構を念頭において考えると理解しやすい。すなわち、疾患は大きく分けて一次止血の障害である血管異常と血小板異常、二次止血の障害である凝固あるいは線溶異常の四つに分けられ、それぞれに先天性と後天性の疾患がある（成書を参照）。一般的に先天性疾患では単一の異常によって出血傾向を呈するが、後天性では複数の異常が合併して出血傾向をきたすことが多く、頻度的には前者より後者の方がはるかに多い。

以上の原則を踏まえて、家族歴や既往歴を注意深く問診する。すなわち、血族結婚の有無や家族内に同じような出血傾向をきたしている人はいないかなどを聞き、既往歴では幼少期から出血傾向の有無、あるいは抜歯や小手術時の出血傾向の有無なども重要な判断材料となる。

❸ 診察をしっかりし、どのようなタイプの出血傾向であるかを区別する

粘膜下出血や点状出血の場合は血管および血小板の異常を疑う。また、血小板減少時には靴下や下着で圧迫される部分に点状出血が認められることもある。血管の異常として、血管性紫斑病の一種である老人性紫斑病の頻度が高い。老人性紫斑病は年齢と共に発生頻度が多くなり、60歳以上では3～4割程度の人に認められる。しかし、頻度の割には機能的に大きな障害を起こさない良性の紫斑であり、臨床的な重要度はあまり高くない。

関節内出血や筋肉内出血などの深部出血、あるいは大きな出血斑の場合は凝固因子の異常を疑う。先天性の出血性素因として多いのは血友病（血友病は先天性出血性素因の90%近くを占め、約10%がvon Willebrand病）で、そのほかの先天性疾患はまれである。血友病A、Bの頻度は、Aが男子新生児10万人あたり12～22人、Bはその1/5と推定されており、血友病Aが圧倒的に多い。

❹ 出血以外の発熱、貧血、黄疸、肝・脾腫、発疹などの随伴症状に注意する

出血症状のみならず発熱、貧血、黄疸、肝・脾腫、発疹などの別の症状が認められた場合には、全身性エリテマトーデス（SLE）や白血病、肝疾患などの全身的な疾患に合併した出血傾向が疑われる。また、精神・神経症状が認められたら血栓性血小板減少性紫斑病（TTP）や頭蓋内出血が疑われる。全身疾患に伴う出血傾向の頻度も比較的多い。

また、後天性に出血傾向をきたす疾患として頻度が高いのは、播種性血管内凝固症候群（DIC）である。DICは感染症（特に敗血症）や急性白血病、固形癌などに合併するもので、血小板や凝固因子が消耗性に減少して出血傾向をきたす。厚生省の血液凝固異常調査研究班のアンケート調査では、各科の全入院に対するDICの発生頻度は内科で1.52%、外科で1.12%、小児科で0.57%、産婦人科で0.29%と報告されている。ほかの後天性疾患で出血傾向を合併する頻度の高い疾患としては、肝障害やビタミンK欠乏、さらに急性白血病や自己免疫性血小板減少症（ITP、SLE）などがあげられる。

❺ ワーファリンや抗血小板薬などの薬剤服用歴をチェックする

さまざまな薬剤が止血機構に障害をおよぼす。すなわち、血小板に影響する非ステロイド系鎮痛・解熱薬、凝固系に影響するheparinやwarfarin、あるいは線溶系に影響するurokinaseなどが出血傾向をもたらす。その中でも、非ステロイド系鎮痛・解熱薬や抗血小板薬、あるいはheparin、warfarinなどの薬剤が頻度的に多い。

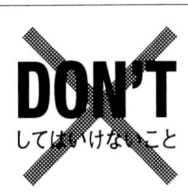

DON'T　してはいけないこと

❶ むやみに非ステロイド抗炎症薬（NSAIDS）を投与する
❷ むやみに筋注や皮下注をする

---

❶ むやみに非ステロイド抗炎症薬（NSAIDS）を投与する

非ステロイド系の抗炎症薬や塩酸チクロピジン（パナルジン）、プロスタサイクリン（ドルナー）、ジピリダモール（ペルサンチン）などは血小板の凝集力を低下させ出血傾向を助長させるので、出血傾向の患者、特に血小板が減少している患者でのこれらの薬剤は原則的には禁忌と考えられる。

❷ むやみに筋注や皮下注をする

出血傾向のある患者では、筋注や皮下注をおこなうと筋注や皮下注がおこなわれた局所でさらに出血傾向が出現するので、むやみに筋注や皮下注はおこなわない。

その他注意したいこと

止血機構の検査では、検体の多くは血漿であるため採血はスムーズにおこない、採血後すぐに抗凝固薬（たとえば3.2%クエン酸ナトリウム）入りの試験管に移す。もし穿刺が一度で成功しなかったときや、陰圧を強くかけなければ採取できない時は採血をやり直すことも考える。

排尿痛

XII 泌尿器

秋田大学医学部泌尿器科　佐藤　一成

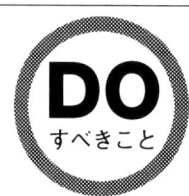

DO すべきこと
1. 排尿のどの段階で疼痛が起こるか聴取する
2. ほかの症状について聞く
3. 性パートナーについて聞く
4. 外陰部の診察をする
5. 適切な検体を採取する

　排尿痛は軽度なものは不快感として訴えられ、程度が強ければ灼熱感として知覚される。また、排尿痛が著しいときは、排尿後に残尿感があり、そのため頻回に排尿行為をおこなうが、尿はほとんど出ないため、あたかも排尿困難のように訴えられることが少なくない。

❶ 排尿のどの段階で疼痛が起こるか聴取する

　痛みが起こる時期をもとに初期排尿痛、終末時排尿痛、全排尿痛、ならびに排尿後痛の四つに分類すると病変部位を特定し、正しい診断に到達しやすい。

　初期排尿痛は尿の出始めに疼痛を著明に認めるもので、急性尿道炎、尿道狭窄、尿道結石嵌頓でみられる。

　終末時排尿痛は排尿の終わり頃に疼痛が強くなるもので、膀胱頸部～三角部、後部尿道の疾患に認められ、急性膀胱炎で著明である。また、尿管口に結石が嵌頓すると周囲粘膜に炎症を生じ、同様の疼痛を訴える。したがって、腰背部痛が先行する排尿痛のときには、尿管結石症も考慮する必要がある。

　全排尿痛は尿の開始から終了まで疼痛が持続するもので、膀胱、前立腺、尿道、膀胱周囲などの疾患に起因する。

　排尿後痛は排尿が終了してから疼痛が強まるもので、膀胱結核、膀胱周囲炎などで認められる。女性の尿道カルンケルと外陰炎では尿の接触や紙で拭くときの刺激によって疼痛を訴える。また、間質性膀胱炎では膀胱充満時に疼痛が強くなる。

❷ ほかの症状について聞く

　発熱を伴う場合は、男性では前立腺炎、女性では膀胱炎に合併した急性腎盂腎炎などを考慮する必要がある。どちらも菌血症から急速に全身状態の悪化をきたす可能性があるので迅速な対応が必要である。下着に膿の付着がある場合は、尿道炎を疑うが、起炎菌が淋菌では黄緑色、クラミジアでは透明な膿が特徴である。ふだんから排尿困難のある例では、前立腺肥大症あるいは尿道狭窄症から尿閉に陥っている可能性があるので、下腹部の視・触診ならびに超音波検査をおこなう。間質性膀胱炎では膀胱部だけでなく、骨盤周囲、下腹部、大腿部、膣、外陰部などに疼痛を訴えることがある。

❸ 性パートナーについて聞く

　若い女性の急性膀胱炎は性行動と関連が深い。性交後には排尿し、菌を排除するよう指導する。

　淋菌性またはクラミジア性尿道炎などの性行為感染症の場合は性パートナーの治療が不可欠である。女性では淋菌、クラミジアの感染があっても無症状のことが少なくないが、放置するといわゆるピンポン感染あるいは慢性感染症となり、進行したものでは不妊症の原因となるため、必ず検査・治療を受けるよう勧める。

❹ 外陰部の診察をする

陰茎亀頭部の発赤・充血は急性尿道炎でみられる。前立腺炎に精巣上体炎が合併すると腫大し圧痛のある精巣上体を触知する。直腸指診により前立腺の炎症、肥大、あるいは悪性腫瘍の有無を検査する。

膀胱炎の診断が明らかな場合を除いて、女性に対しても羞恥心を与えないよう配慮しながら、可及的に外陰部の診察をおこなう。なお、この場合は女性の看護師に介助を依頼し、Man To Womanとなることを避ける。尿道カルンケルでは尿道口6時方向に発赤・腫大した有痛性小腫瘤を認める。外陰炎では萎縮した粘膜と発赤が特徴である。

❺ 適切な検体を採取する

尿路感染症を疑う場合は起炎菌同定のため中間尿の培養をおこなう。女性で中間尿採取が出来ない場合は、カテーテルにより膀胱尿の採取をおこなう。ただし、急性膀胱炎では尿道カテーテル法は強い疼痛を惹起するため施行しない。

性行為感染症の場合は、男性では尿道擦過検体、女性では子宮頸管粘液を採取する。淋菌、クラミジアの検査には抗体を測定するものと抗原を測定するものがあるが、菌の存否の判断には後者を使用する必要がある。

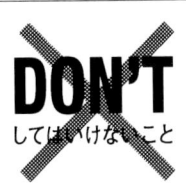

DON'T してはいけないこと

❶ すぐに抗菌薬、鎮痛薬を投与する
❷ 再発症例に同じ診療を繰り返す
❸ 膿尿を膀胱炎持続と即断する

---

❶ すぐに抗菌薬、鎮痛薬を投与する

疼痛を訴える患者にすぐさま鎮痛薬を投与すると病態を的確に把握出来なくなるため避けるべきであるのは、排尿痛についても同様である。

感染症が疑われ、抗菌薬を投与する必要があると判断される場合は、細菌学的検査用の検体を薬剤投与前に採取しておく。

❷ 再発症例に同じ診療を繰り返す

症状の再発を繰り返すのは、基礎疾患が隠れていたり、保存的治療が限界となっている場合であり、病態の詳細な再評価が必要である。たとえば、膀胱炎に伴う排尿痛では膀胱結石症、膀胱腫瘍、神経因性膀胱機能障害のほか膀胱外の病変（子宮筋腫、膀胱脱など）の合併を考慮する。前立腺肥大症では薬物療法にかわって手術療法を検討する必要がある。

❸ 膿尿を膀胱炎持続と即断する

女性で排尿痛を主訴とする疾患は膀胱炎がもっとも多く、膿尿の存在は膀胱炎診断に有力な証拠となる。しかし、膿尿イコール膀胱炎ではない。膣分泌物の混入によって見かけ上の膿尿を呈していることがあるためである。特に抗菌薬投与後に排尿痛は消失したにもかかわらず膿尿が続く場合はカテーテルにより膀胱尿を直接採取して検尿する必要がある。この検尿所見で膿尿がみられなければ、膀胱炎は消失したとみなしてよい。

排尿困難

秋田大学医学部泌尿器科 佐藤 一成

DO すべきこと
1. 発症様式を聞く
2. 診察を十分にする
3. 常用している薬剤について聴取する
4. 女性では生理、出産歴を聴取する
5. 上部尿路（腎・尿管）の変化を調べる

健常者における排尿は尿意を感じ、排尿姿勢をとると努力を必要とせずただちに尿が排泄され、短時間に排尿が終了し、膀胱は空虚となる。この過程には蓄尿と排尿の二つの機能が関与しているが、排尿機能が障害された状態が排尿困難である。その原因は①閉塞性器質性病変と②神経性病変に大別される。前者には、膀胱、前立腺、尿道、骨盤内臓器（子宮、直腸）、骨盤支持組織のさまざまな疾患があり、後者には脳・脊髄疾患、糖尿病、薬剤副作用などが含まれる。

❶ 発症様式を聞く

急に排尿困難を発症した場合は、患者は強い苦痛を訴えるため病変部位を特定することが容易である。これに対して、先天性疾患、あるいは後天性疾患でも緩徐に進行する疾患では、排尿障害の程度が高度になるまで排尿困難を自覚しないことが多い。したがって、排尿困難の症状を否定する患者であっても、疑わしい場合（特に高齢男性など）には積極的に検査を勧めるべきである。

❷ 診察を十分にする

排尿困難が強く尿閉に陥っているものでは下腹部正中に膨隆を認め、圧迫によって著しい尿意を訴える。男性では外尿道口狭窄の有無、直腸指診による前立腺の所見をとる。健常前立腺はクルミ大、弾性硬に触れ、それ以上に大きいものは前立腺肥大である。前立腺癌は前立腺内の硬い結節として触れるが、排尿困難を訴えるような前立腺癌では、前立腺全体が石様硬に触知される。女性では外尿道口の腫瘤（カルンクルス、尿道脱など）の有無、膀胱癌、子宮脱、直腸癌などに注意する。この場合、仰臥位と立位それぞれで腹圧を掛けさせ、骨盤臓器の可動性を観察する。健常者では立位腹圧時でも膣口から骨盤内臓器が見えることはない。なお、診察時は看護師の介助を得てMan to Womanにならないよう注意する。

❸ 常用している薬剤について聴取する

かぜ薬、向精神薬、消化器系薬剤、循環器系薬剤には抗コリン作用をもち膀胱収縮を減弱させる薬剤が多いため、これらの内服薬の使用状況を聞く。特に前立腺肥大症患者ではかぜ薬の内服を契機として尿閉となることが少なくない。また、モルヒネによる排尿障害もよく知られている。

エピネフリン受容体拮抗薬特に$\alpha 1$受容体抑制薬は前立腺平滑筋を弛緩させ排尿障害を改善するが、降圧薬として使用されている場合があるので、重複投与に注意が必要である。

❹ 女性では生理、出産歴を聴取する

女性では解剖学的特徴から男性に比較して排尿困難は少ない。しかし、膀胱・尿道周囲の子宮あるいは骨盤支持組織の異常によって排尿困難となる場合がある。子宮筋腫は膀胱頸部を圧迫し、排尿困難の原因となる。一方、

子宮筋腫が膀胱全体を圧迫すると膀胱容量の減少から頻尿を惹起する。子宮筋腫の症状である過多月経、疼痛などの有無に注意を払う。

骨盤底を支える支持組織は加齢とともに脆弱化し、骨盤内臓（子宮、膀胱、直腸）が膣を経由して脱を起こすことがある。膀胱が脱を起こしたものは膀胱瘤と呼ばれるが、排尿困難の原因の一つである。このような骨盤支持組織の脆弱化はとくに経産婦で発症する傾向が強まるため、妊娠・出産回数、分娩方法（経膣、帝王切開）について聴取することが大切である。

❺ 上部尿路（腎・尿管）の変化を調べる

遷延する排尿困難は膀胱内圧上昇を介して上部尿路にも変化を及ぼす。神経因性膀胱では膀胱尿道括約筋協調不全のため水腎症や膀胱尿管逆流をきたしやすい。前立腺肥大症、高度膀胱瘤では水腎症は手術の適応になる。定期的に超音波検査で上部尿路の形態学的変化の有無を観察するとともに、血中尿素窒素、クレアチニン検査を施行する必要がある。

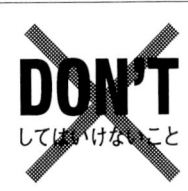

DON'T してはいけないこと

❶ すぐに抗男性ホルモン剤を投与する
❷ すぐに尿道カテーテルを留置する
❸ 漫然と薬剤を継続する
❹ 尿閉解除後にすぐに起立させる

---

❶ すぐに抗男性ホルモン剤を投与する

抗男性ホルモン剤は前立腺を萎縮させることによって尿道抵抗を減弱させて排尿困難を改善させる働きをもつため、前立腺肥大症の治療薬として利用されている。しかし、本剤は前立腺腫瘍マーカーの血液中の濃度を低下させる作用をもつので、前立腺癌の発見を遅らせる可能性が指摘されている。比較的若年（75歳位まで）の前立腺肥大症患者には本剤の使用を避け、他剤による治療を心掛けるべきである。

❷ すぐに尿道カテーテルを留置する

尿道カテーテルの留置は排尿困難の改善にはきわめて効果的である。しかし、尿路感染は必発であり、尿道の違和感や疼痛、管・バッグによる拘束感など患者への負担が小さくない。さらに、高齢者ではバルーンカテーテルの自己抜去による尿道外傷の危険もつきまとう。したがって、排尿困難が慢性的に続く場合でも可及的に間欠的自己導尿に切り替え、尿道カテーテルの留置はおこなわないようにするのが望ましい。高齢者、寝たきり患者などで長期の尿道カテーテル留置が避けがたい場合は、膀胱瘻としたほうが合併症予防および排尿管理上有利である。

❸ 漫然と薬剤を継続する

前立腺肥大症による排尿困難改善のために、α1受容体抑制薬、抗男性ホルモンなど有用な薬剤が開発され、治療に使用されている。しかし、十分効果が得られない症例では手術療法への変更を考慮すべきである。また、女性の膀胱瘤に関しても手術による整復が有効であり、漫然と薬剤を投与することは慎むべきである。

❹ 尿閉解除後にすぐに起立させる

尿閉状態では交感神経緊張が亢進している。導尿により急速に尿閉を改善させると、交感神経の緊張が遮断され、低血圧をきたしやすい。急に立ち上がると起立性低血圧のため意識消失をきたして転倒し、外傷を負う危険性が高い。したがって、導尿後は15分以上十分にベッド上で休息させ、介護の元で徐々に起立させる必要がある。

頻尿・多尿

秋田大学医学部泌尿器科　佐藤　一成

DO すべきこと

❶ 排尿記録をつけてもらう
❷ 発症様式を詳細に聴取する
❸ ほかの症状がないか聞く
❹ 常用している薬剤について聴取する
❺ 尿検査結果を吟味する

　健康な成人の尿量は1日1,500ml程度とされる。1回排尿量は250〜300 mlが多いので、尿の回数は1日5〜6回が普通である。しかし、個人差が大きく習慣的にトイレに行く回数が多い人もいるので、1日に10回以上排尿に行く場合を頻尿とするのが一般的である。頻尿の原因には、①尿量増加（1日尿量3,000ml以上を多尿という）、②膀胱容量減少、③膀胱刺激症状、④心因性、ならびに⑤残尿増加などが考えられる。

❶ 排尿記録をつけてもらう

　原因を特定するため患者の排尿記録が有用である。排尿時刻、1回ごとの排尿量、1回ごとの飲水量、尿漏れがあればその時刻とその状況を3日間ノートに記録してもらう。この記録を分析することにより1回排尿量が減少しているのか、尿量が増加しているのか、あるいはその両者なのかを判定できる。

　多尿の原因には糖尿病、尿崩症、原発性アルドステロン症などが多い。特に夜間に尿量が増加するものには心不全、慢性腎不全などがある。1回排尿量の減少は萎縮膀胱、進行性膀胱癌、間質性膀胱炎、放射線性膀胱炎、神経因性膀胱、骨盤内占拠病変による膀胱容量減少、あるいは膀胱炎、尿管口に嵌頓した尿管結石、前立腺肥大症などによる膀胱刺激でみられる。一方、心因性のものでは日中頻尿を示しても、夜間には排尿回数が減少し、1回排尿量は正常値を示す。また、睡眠障害による夜間頻尿の場合は、周期的に眠りが浅くなったときに排尿に起きる傾向を示す。多くは夜間頻尿があっても睡眠不足を訴えることはないが、睡眠不足を訴えるようであれば、睡眠薬を投与する。

❷ 発症様式を詳細に聴取する

　頻尿が急に起こったものか、徐々に発症してきたものか聞く。前者では心因性の頻尿、尿道・膀胱炎などの急性感染症、あるいは尿管結石嵌頓などの刺激症状によるものが考えられ、後者では前立腺肥大症、萎縮膀胱、悪性腫瘍などが原因となる。放射線膀胱炎は骨盤臓器の悪性腫瘍に対して施行した放射線治療の既往歴を聴取することにより推定可能である。

❸ ほかの症状がないか聞く

　夜間の頻尿とともに明け方に眼瞼に浮腫がみられたり、夕方下肢に著しい浮腫があるときはそれぞれ腎機能低下、心機能低下を疑う。無治療の糖尿病、尿崩症、原発性アルドステロン症では頻尿・多尿とともに口渇・多飲がみられる。神経因性膀胱では脳・脊髄の疾患（先天性疾患、梗塞、出血、腫瘍）の既往があることが多く、障害部位に対応した神経症状を呈する。膀胱収縮に対する中枢性の抑制が消失するため、尿失禁を伴いやすい。間質性膀胱炎では膀胱ならびにその周囲に頑固な疼痛を訴えることが多い。女性で生理が数ヶ月無かったら妊娠子宮による膀胱圧迫を考慮する必要がある。

❹ 常用している薬剤について聴取する

心不全、腎機能低下に対して投与された利尿薬により頻尿が惹起されていることがある。また、利尿薬投与中に十分Kが投与されていないと、低K性尿細管障害が惹起されて多尿となり、利尿薬を中止した後も頻尿が持続するので注意が必要である。抗コリン薬、モルヒネなど膀胱平滑筋の収縮抑制作用のある薬剤は残尿を増加させ、機能的膀胱容量を減少させるため頻尿の原因となる。特に精神疾患、消化器疾患、循環器疾患、アレルギー疾患、急性上気道炎、悪性腫瘍末期ではこれらの薬剤の使用が無いかどうか確認が必要である。該当する薬剤がある場合は各疾患の診療担当医と相談して、薬剤の変更・中止など適切な対処をおこなう。

❺ 尿検査結果を吟味する

尿一般検査では、尿比重、pH、尿蛋白、ケトン体、尿糖、尿潜血の他に尿沈渣として白血球数、赤血球数、尿円柱、尿路剥離細胞、尿細菌などが調べられている。これらの検査は情報が豊富であり、注意深く検討すると冒頭で述べた頻尿原因の特定が可能となることがある。簡便な検査であり、繰り返し施行すべきである。

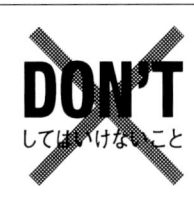

DON'T してはいけないこと

❶ むやみな飲水制限
❷ 安易な抗コリン薬の投与
❸ すぐに神経因性膀胱にしてしまう

---

❶ むやみな飲水制限

尿量が増加している場合、心因性多尿以外はあきらかに治療を必要とする疾患が存在する。原因疾患に対して適切な診断・治療をおこなわずに水分制限をおこなうとショック、昏睡など重篤な病態を引き起こす。その場合は血液浸透圧を測定し、適切な水分補給が重要である。

❷ 安易な抗コリン薬の投与

近年、有効な抗コリン薬が開発され、膀胱容量拡大と膀胱過活動性抑制の2つの効果により頻尿症状を改善させることが可能となってきている。しかし、前述のように、頻尿の原因は多岐に渡っているため、適応を無視した安易な抗コリン薬の投与は、本症の改善に有用でないばかりではなく、むしろ症状悪化あるいは副作用を惹起する可能性がある。たとえば、残尿があるために頻尿となっている前立腺肥大症に本剤を投与すると尿閉を引き起こす危険性が高い。多尿傾向の患者に抗コリン薬を投与すると口内乾燥のため水分摂取が増加し、結果的に頻尿の増悪をみる。また、膀胱のみならず腸管の平滑筋運動も抑制されるため便秘となり、膀胱がS字結腸・直腸に圧迫されて頻尿傾向が増悪する可能性も考慮する必要がある。

❸ すぐに神経因性膀胱にしてしまう

通常の検査で原因を特定できない頻尿に対して、waste basket syndromeのように神経因性膀胱と診断するきらいがある。排尿記録、外陰部視・触診、血液・尿検査、内分泌検査、骨盤内臓器の画像検索、膀胱・尿道内視鏡検査、膀胱・尿道機能検査、神経学的検査など必要な検査を施行し的確な診断をくだすべきである。

腰痛

東邦大学医学部第二整形外科　武者　芳朗

DO すべきこと

❶ 非特異的急性腰痛の診断をつける
❷ 問診を進める
❸ 理学所見をとる
❹ 画像診断の見どころ

❶ 非特異的急性腰痛の診断をつける

　腰痛疾患を急性腰痛と慢性腰痛にわけて考える。急性腰痛には、いわゆるギックリ腰や2〜3日以上かけてゆるやかに発症するものがある。慢性腰痛は急性腰痛が3ヵ月以上にわたり慢性化したもので、長い罹病期間のうちに病態が複雑になり、器質的障害の増悪に加え不安などの心理的または保険、労災保障などの社会的な要因も含まれ、難治性となる。腰痛の治療では、慢性腰痛に移行させないことが大切である。本稿では急性腰痛への対応について解説する。

　急性腰痛をきたす疾患には、脊椎疾患と脊椎以外の疾患とがある。脊椎以外の疾患の中には解離性大動脈瘤、腹部大動脈瘤破裂など致命的なものもあり鑑別が重要である。尿管結石では尿潜血、帯状疱疹では小水疱形成を認め、鑑別は可能である。

　脊椎疾患では重傷度をみきわめることから始め、「非特異的腰痛」、「神経根性疼痛」、「重篤な脊椎病変の疑い」の3つに大別する。「非特異的腰痛」以外には慢性化のリスクがある。

　非特異的腰痛とは、青壮年層で急性に発症した動作や姿勢に関連した疼痛で、神経症状を示さず、既往歴も含め患者さんの身体状態に問題がないもの、簡単にいえば、全くの健康体が動作時の腰痛を訴える場合である。このような症例では、予後は良好で、約90％は特に治療をおこなわなくても発症後6週間以内（ギックリ腰は平均2週間以内）に自然に回復するため、専門医への紹介は不要である。

　神経根性疼痛は、神経根の刺激症状や麻痺症状をともなう場合で、徐々に軽減していればそのまま1ヵ月は経過をみていてよい。疼痛および神経麻痺が不変または進行するようなら専門医に紹介すべきである。

　重篤な脊椎病変を疑う所見としては、動作時痛に加え、安静時痛をともなうことが1つの重要なポイントである。増悪する疼痛および進行性または重度の神経麻痺や、発熱など不良な健康状態からは、癌の脊椎転移や感染性脊椎炎など脊椎の破壊性病変が疑われる。巨大な椎間板ヘルニアや高度の脊柱管狭窄で急性に膀胱直腸障害をきたしたものでは馬尾症候群が疑われ、直ちに手術を要する場合があるため緊急に専門医への紹介が必要になる。

　実際の臨床での診断手順は、馬尾症候群、重篤な脊椎病変の疑い、神経根症状を有する患者を鑑別し除外していく作業になる。残る非特異的急性腰痛患者は専門医への紹介は不要であり、保存的治療で経過をみてよい。

❷ 問診を進める

　腰痛だけなのか、または下肢痛、シビレを合併しているのかを聞く。臀部、大腿上部後面の疼痛、シビレだけなら神経根性でないこともあるが、膝の裏、下腿、ふくらはぎや足に達する症状は神経根障害を強く示唆する。下肢の脱力、歩行障害、脊柱管狭窄症状である間欠性跛行の有無を尋ね、さらに会陰部の知覚異常の有無や膀胱直腸障害つまり尿閉または便失禁の存在を確認する。

　症状は動作、体動、姿勢に関係あるのか、いわゆるメカニカルペインであるかを確認する。安静時痛や夜間痛、夜間痛による不眠などの愁訴は脊椎破壊性病変、ことに癌の脊椎転移が疑われる。

　発症はいつか？具体的な原因はあったの

か？を腰痛と下肢症状についてそれぞれ聞き、罹病期間と原因を明らかにする。転倒などの外傷があれば椎体骨折、筋挫傷、高齢者であれば骨粗鬆症に基づく椎体圧迫骨折などが疑われ、非特異的腰痛から除外される。

一番症状が激烈で、辛かったのはいつか、つまり症状のピークはいつだったのかを聞く。良くなっていれば時間的余裕が与えられたことになり、増悪していれば要注意である。

その他、発熱、感冒様症状を伴う場合、感染性脊椎炎も疑われる。食欲、体重減少やその他の健康状態についてもcheckしておく。

既往歴では、過去における急性腰痛、その他の腰痛歴とその顛末、脊椎疾患以外の急性腰痛の原因となる疾患の有無、癌の病歴を聴取しておく。

❸ 理学所見をとる

後屈位で左右に回旋すると放散痛がみられることがあり（Kemp 徴候）、神経根障害の存在が疑われる。問診上、非特異的の腰痛と思われても、一応、ベッド上臥床させ、神経学的検査をおこなう。仰向けでは、膝伸展位下肢挙上による坐骨神経伸展テスト（Straight Leg Rising（SLR）Test）をおこなう。坐骨神経を構成するL4,5,S1のいずれかの神経根障害で陽性になる。SLRの角度を記録しておき、時間経過による神経根症状の改善、悪化の指標にする。続いて知覚障害、徒手筋力テストによる筋力低下を左右で比較する。

うつ伏せでは、膝最大屈曲位で大腿部を挙上する大腿神経伸展テスト（Femoral Nerve Stretching Test（FNST））をおこなう。陽性であれば大腿神経を構成するL1,2,3,4のいずれかの神経根障害が疑われる。大腿前面の知覚鈍麻、疼痛を訴える場合は必ずみておく。

また膀胱直腸障害を疑わせるエピソードがあった場合、会陰部の知覚異常、すなわちサドル型感覚障害を確認、肛門括約筋の指診もおこない麻痺があれば直ちに専門医へ紹介、搬送する。以上の理学所見で神経障害が確認された場合、非特異的腰痛からは除外される。

❹ 画像診断の見どころ

重篤な脊椎病変の可能性を示唆する重要な所見は、脊椎の破壊性病変である。これには癌の脊椎転移、感染性脊椎炎、粉砕性椎体骨折などがある。破壊性病変は脊椎構造の破綻をきたし、機械的な不安定性（mechanical instability）と神経学的にも障害が進行、増悪する不安定な状態（neurological instability）を合わせ持っており、重篤な病変とみなされる。脊柱の変形や慢性的な激しい疼痛と神経障害を残し、脊柱再建術が必要になることがある。

破壊性病変以外に神経障害をきたすさまざまな腰椎疾患があるが、必ずしも神経障害を伴うわけではない。著明な変形性脊椎症、すべり症や分離症、変性側彎などが認められても、無症候性のものも多く、神経障害を認めなければ、ひとまず経過をみてよい。

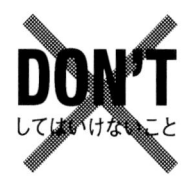

DON'T　してはいけないこと

❶ 非特異的急性腰痛症例には絶対安静を指示する

---

❶ 非特異的急性腰痛症例には絶対安静を指示する

除外診断ができ非特異的腰痛と診断がつけば、90％は放置していても自然に回復する。従来安静は、急性腰痛ケアーの基本原理とされてきた。腰椎に機械的刺激を与えないように「寝ていた方が良い、しっかり安静をとりなさい」と患者さんに指示してきたが、長期の安静臥床は不要で、むしろ痛みの限度内で仕事も含め日常生活を続けなるべく活動性を保っていた方が回復が早いというエビデンスがある。ここで混同してはいけないことは、神経根性疼痛患者にはやはり安静が必要だということである。非特異的急性腰痛にかぎり絶対安静は推奨すべきではない。

筋肉痛

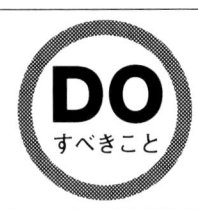

DO すべきこと

1. 外傷の状況を理解する
2. 炎症所見をチェックする
3. 腫瘍病変を念頭におく

❶ 外傷の状況を理解する

まず患肢の安静、冷却、挙上が重要である。

完全断裂としては、Thompsonテストが陽性となるアキレス腱断裂、中年以降の男性で筋肉労働者に多くみられる上腕二頭筋長頭腱断裂、膝蓋骨が近位に移動し、陥凹を生じる膝蓋腱断裂などがあり、しばしば手術適応ともなる。外傷、スポーツなどのほか、行軍などの後に前脛骨筋群に激痛を訴える区画症候群としての前脛骨筋症候群がある。疼痛のほか前脛骨筋、長母伸筋等のMMTの低下、深部腓骨神経知覚鈍麻などに加えて蒼白、脈圧減弱などの4P徴候に注意する。確定されれば6〜8時間以内に緊急筋膜切開をおこない、創を開放し減圧しなければならない。そのほか、繰り返すスポーツにより、圧痛、自発痛、腫脹を生じる疲労骨折がある。恥骨、大腿骨遠位、脛骨、腓骨、肋骨、第2中足骨などに多くみられ、X線検査で骨折像と仮骨の混在をみる。

❷ 炎症所見をチェックする

蜂窩織炎は皮下結合織の感染性炎症であり疼痛、発熱、びまん性の腫脹をきたすが、X線学的に骨変化はきたさない。また、急性化膿性骨髄炎の多くは血行性感染で、外傷、手術にも続発する。臨床的には圧痛、腫脹、発熱をきたし、多くは黄色ブドウ球菌が培養され、血沈値、白血球増多、CRP値の亢進をみる。X線学的に感染2週間前後で骨幹端部に骨萎縮と骨膜反応がみられる。早期画像診断にはMRI検査が有用である。治療はただちに切開、排膿し、病原菌を確定後、抗菌薬の投与とともに病巣廓清、持続洗浄などの手術的加療をおこなう。なお、小児のユーイング肉腫は、発熱や白血球増加などの全身症状を伴い、鑑別上重要である。

中年女性に多く、左右対称性に、四肢近位筋の筋力低下、筋萎縮とともに疼痛を訴える疾患に多発性筋炎がある。Raynaud現象や関節痛を伴い、数週から数ヵ月で進行する。検査所見として血清CPKの上昇のほか、CRP、γ-globulinの増加のほか、抗核抗体が認められ、EMG上は筋原性パターンがみられる。

下肢の疼痛、腫脹、発赤を特発性に生じる疾患として、血栓性静脈炎がある。しばしば下肢の外傷、手術後、妊娠などに伴って発症する。予防的に術後より、等尺性筋収縮運動をおこない、静脈のうっ帯の防止に努めるほか、下肢の挙上、弾性ストッキング、初期では血栓溶解剤、血栓除去術などが有効である。

まれではあるが、下肢の外傷創より嫌気性溶連菌などの感染のため、圧痛、腫脹に続き、皮膚壊死、高熱へと急速に全身状態が犯され重篤に陥る疾患として、壊死性筋膜炎がある。ただちに創開放、debridement、抗菌薬投与、高圧酸素療法などが必要となる。

❸ 腫瘍病変を念頭におく

腫瘤が触知される場合は、その取扱いは十分注意する。すなわち、下肢には神経鞘腫が

比較的多くみられ、放散痛、ティネル徴候などの有無をチェックする必要がある。筋肉内血管腫の多くは、駆血帯で消退し、先天性のほか外傷性でも生じる。良性であっても術後、再発や術中出血が予想される。

悪性線維性組織球腫は中高年者にみられ、膝関節周辺骨のほか、下肢、臀部などの軟部にも生じる。ときに病的骨折を合併する。X線検査で腫瘍内石灰化をみないことが骨肉腫との鑑別上大切である。

平滑筋肉腫、横紋筋肉腫等について、予後はきわめて不良で、生検により組織診断を優先的に考えなければならない。

脂肪肉腫は中年以降に多く、四肢の筋肉内に存在するが、予後は比較的良好である。

そのほか、TaruiやMcArdleなどの糖原病も筋肉痛を訴えることがある。梨状筋症候群、胸郭出口症候群、Pancoast腫瘍、脊椎脊髄疾患などでは、神経症状とともに四肢痛をきたすので早期の診断に心掛けることが大切である。

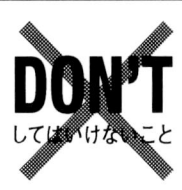

DON'T してはいけないこと

❶ 安易にマッサージ、温熱療法をおこなう
❷ 鎮痛薬や抗菌薬で経過をみる
❸ カイロプラティク、鍼灸で対応する

---

❶ 安易にマッサージ、温熱療法をおこなう

初期のマッサージ、温熱療法は血腫、組織損傷などから好ましくない。通常、肉離れ（筋挫傷）と呼ばれるものは、スポーツで多発する皮下での筋・腱不全損傷である。腓腹筋、ハムストリング筋、大腿四頭筋に多くみられ、腫脹、圧痛、皮下出血をみる。3週間後の弛緩位での外固定が必要となる。

❷ 鎮痛薬や抗菌薬で経過をみる

漫然と鎮痛薬と抗菌薬の投与は起炎菌が不明となり、骨破壊など、より重篤な結果をもたらす。さらに、急性腸腰筋炎、脊椎カリエスの流注膿瘍、非定型抗酸菌症、MRSA感染、糖尿病性壊死など骨関節病変に伴う筋病変にはMRI検査が有用であることを忘れてはならない。

❸ カイロプラティク、鍼灸で対応する

腫瘍性腫脹には、マッサージ、温熱療法、カイロプラクティク、鍼、灸での対応は腫瘍細胞の播種、転移を助長することがあり、してはいけない。

キュンチャー釘、プレート固定などの内副子が存在するときは、金属に発熱をきたすので超音波療法をおこなってはいけない。また、Gustilo I 型であっても複雑骨折への温熱療法は静止感染の再燃に注意しなければならない。

関節痛・関節腫脹

東邦大学医学部第二整形外科　水谷　一裕

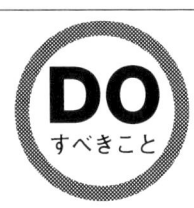

DO すべきこと

❶ 病態の特徴を理解する
❷ 関節痛は注意する
❸ 関節穿刺は滅菌消毒を厳重にする

❶ 病態の特徴を理解する

　手指関節痛のうち、ヘベルディン結節、ブチャード結節、母指CM関節症などは変形性関節症である。関節リウマチでは早朝の手指のこわばり、対称性にPIP関節痛がみられる。これらでは病期により温熱療法は有用である。一般に知覚鈍麻では低温火傷を、また、動脈塞栓例では皮膚壊死をおこすことがあり、温熱療法をしてはいけない。一方、尺骨茎状突起骨折に伴うTFCC損傷、Galeazzi、橈骨遠位端変形治癒骨折に伴うDRUJ障害などは手関節の回外時痛を認める。これらでは解剖学的病態の理解に努める。肘関節痛をきたす疾患では、野球肘、離断性骨軟骨炎、変形性肘関節症があり、X線検査に先き立ち、労働内容、スポーツ歴などの問診が重要である。そのほか、関節リウマチ、肘頭滑液包炎などでも関節痛と腫脹がみられる。肘部管症候群では尺骨神経に沿った電気生理学的検査が必要で、ときに筋萎縮性側索硬化症との鑑別が必要となる。時に小児の肘関節周辺骨折後での化骨性筋炎は術後早期の過度のリハビリテーションが原因となる。肩関節痛のうち、40～60歳代で夜間痛と関節拘縮を伴う肩関節周囲炎はしばしばみられ、温熱療法、運動療法が勧められる。外傷に伴うBankart病変、Inpingement症候群、Hill Sachs病変、肩板損傷などではdrop arm sign、painful arcなどの理学的所見に加えて、MR画像診断が早期の診断に有効である。

❷ 関節痛は注意する

　膝関節痛をきたす疾患について、変形性関節症やStage 2以上の関節リウマチのほか、大腿骨顆部特発性骨壊死では骨破壊などをみるが、緊急性は乏しい。しかし、化膿性関節炎では早期の排膿、洗浄が重要である。また、色素沈着性絨毛性滑膜炎や滑膜骨軟骨腫症では術後の再発が多いことを認識しておくべきである。大腿骨頸部骨折のうち、内側型は関節血腫を伴い、股関節部痛を訴え、外診的に股関節は内転、外旋位を取り、自宅での転倒等軽微な外傷歴があれば診断が疑われる。股関節痛について、中高齢者での変形性関節症、石灰沈着性腱炎、滑液包炎などでは、X線、CT、MRI検査、Trendelenburg試験、Patrickテストなどの理学的所見が大切である。アルコール、ステロイド薬などの問診で示唆される大腿骨骨頭壊死、高齢者の急速破壊股関節症などはX線検査、MRI検査が病態の掌握上、重要である。思春期の男児の肥満児に多く見られる大腿骨頭すべり症は、股関節部痛、跛行を主訴とし、Drehmann徴候が特徴的である。足関節痛は、外傷に伴う1度～3度捻挫、脱臼、骨折、距骨壊死、足根管症候群などがある。足根部痛をきたす疾患としては痛風性関節炎、ブニョン形成外反母趾などがある。いずれも、適格な診断と病態に沿った治療が必要である。

❸ 関節穿刺は滅菌消毒を厳重にする

　関節血腫は関節内骨折、病的骨折、色素性

絨毛結節性滑膜炎を疑う。関節腫脹は関節水腫、血腫、関節炎などで関節液の貯留により生じる。したがって、関節穿刺に当たっては、十分な解剖学的知識のうえに、必要なら透視を用いて、厳重な消毒のもとにおこなわなければならない。特に、化膿性関節炎は、血行性、周辺組織からの波及、外傷、手術に加えて、関節穿刺も発症の原因となる。特に、免疫力の低下している高齢者、糖尿病、人工関節例では注意が必要である。皮下結合織炎(蜂窩織炎)、挫傷部での関節穿刺はしてはいけない。関節液が貯留すると、膝では膝蓋跳動を生じる。膝関節での無痛性の関節水腫にはシャルコー関節があり、糖尿病、脊髄癆、脊髄空洞症が原因のことが多い。関節液について、変形性関節症では黄色、透明に対して、関節リウマチ、ライター症候群、乾癬性関節炎などでは、粘性な透明でない黄色液がみられる。また、細菌感染では不透明となり、多形核白血球が認められる。細菌培養はしばしば陽性となり、化膿性関節炎では膿の貯留がみられ、起炎菌は黄色ブドウ球菌が多く、外傷創に伴うグラム陰性桿菌もあり、嫌気性菌による関節炎も最近増えている。

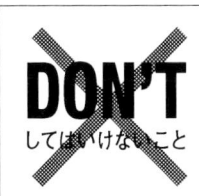

DON'T してはいけないこと

❶ 感染、腫瘍性疾患をあなどる
❷ むやみにステロイドを関節内注射する

---

❶ 感染、腫瘍性疾患をあなどる

小児での単純性股関節炎での関節液の貯留は、X線検査で関節裂隙の拡大をきたすが、一般に2〜3週間の安静、免荷で軽快し、その予後は良好である。したがって、温熱、運動療法などをしてはならない。新生児の乳児股関節炎はおむつ交換時等の他動運動に際し、号泣がみられ、早期の関節穿刺により黄色ブドウ球菌など起炎菌を同定し、切開排膿が必要で、局所の安静、冷却と早期の病態の掌握がなされないと、病的脱臼を起こすので、漫然とした経過観察をしてはいけない。

❷ むやみにステロイドを関節内注射する

結晶性滑膜炎を引き起こす懸濁性ステロイドの関節内注射は医原性滑膜炎をもたらすので、避けなければならない。また、細菌性関節炎に対するステロイドの関節内注射は、関節炎を悪化させるのでしてはいけない。ピロリン酸カルシウムによる偽痛風ではX線検査で層状の石灰沈着が特徴であり、男女ともみられ、関節穿刺、洗浄が必要となる。痛風性関節炎は男性に多く、局所の冷却と、低プリン体食、水分摂取、尿をアルカリ性に保つことが有用である。偽痛風、痛風とも急性発作を繰り返すので問診が重要である。

関節血腫は凝固し難く、脛骨プラトー骨折、ACL断裂、膝蓋骨骨折では脂肪球の存在を伴っている。さらに、色素沈着性滑膜炎、腫瘍による病的骨折でも血性関節液を認めるので注意が必要である。しかし、先天性股関節脱臼などの病的脱臼では関節血腫は見られない。

性器出血

XIV 産婦人科

日本大学医学部産婦人科　千島　史尚、山本　樹生

DO すべきこと

❶ 十分な問診をする
❷ バイタルサインに注意する
❸ 出血の部位を注意深く観察する
❹ 患者の年齢を考慮し検査を組む
❺ 妊娠性疾患、悪性腫瘍を鑑別する

❶ 十分な問診をする

　月経周期、期間、前回月経期間を確認するとともに、妊娠の有無、ホルモン製剤、ほかの薬剤の使用、避妊法、出血性素因など血液疾患の既往についても注意深く問診する。出血の開始した時期、期間、腹痛などほかの症状の有無についても聴取する。

　思春期においては多くは母親とともに来院するため、既往歴、家族歴などは母親から聴取した方が正確なことも多い。しかし出血の期間、量は本人でないとわからないこともある。性交経験などは母親と一緒だと聞きだしにくいこともあり、本人とのみ話をする機会があるとよい。近年、種々の健康食品が市場に出まわっているが、これらや漢方薬には植物性のエストロゲンを含むものがあり出血の原因となっていることもあるので注意が必要である。

❷ バイタルサインに注意する

　少量の出血のときは問題ないが、外陰部、腟壁からの動脈性の出血、血腫の増大、子宮頸・体部からの持続性大量出血、子宮外妊娠、卵巣出血による腹腔内大量出血に対しては緊急止血操作とショックに対する管理が必要な場合がある。ルートを確保し、輸液、輸血をおこなう。副腎皮質ホルモンや強心薬を投与し循環動態の改善に努める。またDICが存在する場合には凝固因子の補充、抗凝固療法をおこなう。凝固因子の低下が存在するときには更に新鮮凍結血漿を補充する。できるだけ全身状態を改善させてから、開腹止血や動脈塞栓術などの処置を開始する。しかし患者の病状に対しマンパワー、医療設備を含めた受け入れ状況が十分であるか的確に判断し不十分であると判断されるときにはより高次医療機関への搬送が望ましい。バイタルサインに十分注意しながら高次医療機関と密接に連絡をとり速やかに搬送をおこなう。

❸ 出血の部位を注意深く観察する

　視診、腟鏡診により、出血の部位がどこからであるかを、外陰部、腟壁、子宮について観察する。最近ではウインタースポーツとしてスノーボードが普及しこれに関連した外陰部打撲による出血、血腫の患者が救急外来を受診することがある。開放性となる場合、動脈性出血を認めるときには縫合処置が必要となる。同時に尿路損傷や骨盤骨骨折など合併症がないかについても確認する。患者が性器出血を主訴とするとき、膀胱炎などによる尿路系の出血であったり、外痔核、内痔核、直腸癌、直腸ポリープなどによる肛門からの出血であったりすることもあるので、子宮出血が確認できないときにはカテーテルによる導尿をおこなったり、便潜血反応をおこなうことも忘れてはならない。

　子宮腟部よりの出血は直視できることよりその診断は容易なことが多い。しかし頸管より出血がみられるときは、頸管部からなのか子宮体部からなのか鑑別が困難なことがある。このような場合、問診視診に加え、内診、更に経腟超音波断層法をおこなう。頸管ポリープや子宮内膜ポリープ、粘膜下筋腫など器質的病変が存在する場合には有力な鑑別診断法となりうる。子宮内腔に病変を認める場合、絨毛癌や子宮肉腫などの悪性病変であることもあり血流の有無を確認しておくとよい。

❹ 患者の年齢を考慮し検査を組む

　不正出血は幼児期、思春期、性成熟期、更年期、老年期いずれの年代においてもみられる。しかしそれぞれの年代において内分泌学

的背景は異なり、出血原因は年代ごとに特徴をもっている。

幼児期では、外陰部打撲、異物による炎症、早発月経により受診することが多い。

思春期は性的に成熟期に移行する時期であり、器質的疾患はまれであり、無排卵性月経による機能性出血のことが多い。また若年者の不正子宮出血の約20％が血液疾患に起因するともいわれ、この年代の不正子宮出血により血液疾患が発見されることもあるので出血凝固系の検査も忘れてはならない。近年、性行動の若年化が指摘されており、若年とはいえ子宮外妊娠などの妊娠性疾患も鑑別が必要な疾患である。

性成熟期は、規則正しい月経が繰り返され、月経周期に伴う下垂体性FSH、LH、卵巣よりのエストロゲン、プロゲステロンなどの周期的変動が起こる時期である。この時期には、排卵出血や、irregular shedding（子宮内膜の不正剥離）、progestational immaturity（プロゲステロンの早期分泌低下）などの黄体機能不全による機能性子宮出血をみる。これらの診断にはBBTが重要な情報を与える。子宮筋腫、子宮腺筋症、子宮頸管ポリープなどの器質的疾患でも子宮出血をおこす。生殖年齢における悪性腫瘍の合併も報告され注意が必要である。

更年期は、卵巣の老化による無排卵周期症や黄体機能不全による過多月経が出現する。またこの年代は癌年齢でもあり、細胞診や組織診を行う必要がある。閉経期は卵巣ホルモンが欠落し、萎縮性膣炎が起こりやすい。もちろん、悪性腫瘍との鑑別も忘れてはならない。

❺ 妊娠性疾患、悪性腫瘍を鑑別する

一般に子宮外妊娠、不全流産などの妊娠性疾患は性成熟期の疾患と考えがちであるが、近年、性行動の若年化が指摘されており、小中学生の妊娠もみうけられる。また閉経後にも絨毛性疾患が発生することもあり注意が必要である。近年、生殖補助技術（ART）が導入され、ARTによる妊娠では子宮内外同時妊娠の可能性についても考えておく必要がある。

若年者のHPV感染者の増加する傾向があり、妊娠に子宮頸癌を合併する頻度の増加が懸念される。生殖年齢における他の子宮悪性腫瘍の報告もある。性器出血の患者の診察にあたっては、絶えず妊娠と悪性腫瘍を念頭におき、これらを鑑別することが重要である。

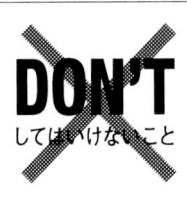

DON'T してはいけないこと

❶ すぐにホルモン剤を投与する
❷ 子宮出血をみてすぐに子宮体癌検診をする
❸ 本人の申告により妊娠性疾患を除外する

---

❶ すぐにホルモン剤を投与する

ホルモン剤を投与するときには、可能な限りエストロゲン、プロゲステロン値を測定しておくことが重要である。基礎体温やホルモン値は、卵巣機能を推測するうえで有効であり、その後のきめ細かい治療を選択するうえで有用な情報をもたらす。また妊娠中の卵胞ホルモンの使用は禁忌でありあらかじめ妊娠性疾患を否定しておく必要がある。器質性出血には、原疾患に対する治療が原則でありあらかじめ除外しておくことが必要である。これらを確認してからホルモン剤を投与する。機能性子宮出血が疑われた場合、特に禁忌がない限り対症療法として止血薬の投与は可能である。性成熟期の出血に対してはエストロゲン、プロゲステロンなどのホルモン製剤の使用が有効である。思春期においてはプロゲステロン製剤から開始したほうが無難なことが多い。

❷ 子宮出血をみてすぐに子宮体癌検診をする

妊娠症例に対する子宮体癌検診は禁忌である。特に性成熟期においては子宮内操作をおこなう前に妊娠を否定しておかなくてはならない。

❸ 本人の申告により妊娠性疾患を除外する

婦人科医にとって患者本人すら予期しない妊娠に遭遇することは少なくない。投薬するうえでも妊娠していないか判断する必要があることを十分説明したうえで妊娠反応をおこなう。

月経痛

日本大学医学部産婦人科　千島　史尚、山本　樹生

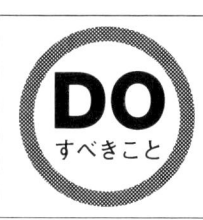

DO すべきこと

❶ 十分な問診をする
❷ 注意深く内診し器質的異常がないか確かめる
❸ NSAIDなどの鎮痛薬を適切に投与する
❹ 避妊希望があれば経口避妊薬を試みる
❺ 難治性のものに対しLUNAを考慮する

❶ 十分な問診をする

　月経痛、月経困難症は月経に随伴して起こる激しい下腹部痛と腰痛を主体とする症候群である。月経時に嘔気、嘔吐、頭痛、いらいら感、不眠などの症状を伴っていることも多く問診で確認しておく。骨盤内に器質的異常のない機能性月経困難症と、子宮筋腫、子宮内膜症、子宮発育不全、骨盤内炎症など種々の器質的異常のある器質性月経困難症とがある。

　これらを鑑別診断するには、月経痛の発症がいつ頃かを把握することが重要である。機能性月経困難症の場合、初経後、排卵周期が確立される頃から発症することが多い。これに対して器質性月経困難症の場合、30歳前後より発症し徐々に症状が増悪することが多い。

❷ 注意深く内診し器質的異常がないか確かめる

　器質性の病変の有無を確認し除外することが大切である。子宮の増大はないか付属器の大きさ形に異常はないか注意深く内診する。また経腟超音波断層法も併用する。さらに直腸診によってダグラス窩、仙骨子宮靱帯、直腸子宮中隔の圧痛の有無を確かめることも重要である。

　子宮内膜症を疑う場合にはCA125値を測定する。器質的月経困難症の場合には、原疾患の治療をおこなう。子宮筋腫には、子宮筋腫核出術、単純子宮全摘など手術療法を考慮する。子宮筋腫に対する抗エストロゲン療法は、効果が一時的であり治療が終了し、月経周期が回復すると元の大きさに戻ってしまうため適応を選んでおこなう。子宮内膜症に対しては抗エストロゲン療法、手術療法を考慮する。避妊も希望しているときには低用量経口避妊薬を用いるとよい。周期的投与をおこなうと、排卵を抑制し、プロスタグランディン合成を抑制し月経痛を緩和する作用がある。骨盤内炎症による月経困難症は、炎症後の癒着によることが多く癒着剥離術など外科的治療の適応となる。

❸ NSAIDなどの鎮痛薬を適切に投与する

　月経痛は月に1回訪れる本人にしか理解できない苦痛である。日常生活をまったくできないほどの強い痛みとなることもあり、1度このような痛みを経験するとその恐怖心から更に痛みが増強することもある。適切な鎮痛薬により、速やかに疼痛の軽減を図ることが重要である。

　機能性月経困難症は、排卵周期の月経時にみられ、プロゲステロンの低下に伴い子宮内膜で産生されるプロスタグランディンが子宮の異常収縮と虚血を起こすことによっておこる。よってプロスタグランディン合成阻害薬が第一選択となる。処方例として以下のようなものがある。メフェナム酸（ポンタール；250mg/錠，3〜6錠/日）、ジクロフェナムナトリウム（ボルタレン；25mg/錠，3錠/日）、ロキソプロフェン（ロキソニン；60mg/錠，3〜6錠/日）などである。

さらに平滑筋の収縮を抑制する副交感神経遮断薬（ブスコパン）や精神不安を取り除くジアゼパム（セルシン）やプロスタグランディン産生を抑制する芍薬を含む芍薬甘草湯，桂枝茯苓丸などの漢方薬の併用も著効することがある．

❹ 避妊希望があれば経口避妊薬を試みる

避妊も希望しているときには低用量経口避妊薬を用いる．血栓症など経口避妊薬が禁忌となる疾患がなければ試みる価値がある．周期的投与をおこなうと，排卵を抑制し，プロスタグランディン合成を抑制し月経痛を緩和する作用がある．ノルゲストレルエチニルエストラジオール（ドオルトン；1錠/日，21日間）などを処方する．ただし投与中に破綻出血をみることがある．

❺ 難治性のものに対しLUNAを考慮する

難治性の月経困難症に対しては腹腔鏡検査をおこなう．これにより月経困難症の原因となる子宮内膜症などの器質的疾患が診断されることもある．さらに月経困難症に対し腹腔鏡下仙骨子宮靭帯切断術（laparoscopic uterosacral nerve ablation：LUNA）をおこなう．仙骨子宮靭帯の外側深部に沿って骨盤神経叢の神経線維が走行しており，この神経線維を切断することにより長期にわたる疼痛軽減効果を期待する．仙骨子宮靭帯の内側から外側にかけて子宮の可動性がよくなるまで電気焼灼により切断するが，子宮付着部外側には尿管が走行し注意が必要である．

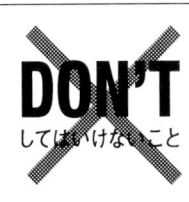

DON'T してはいけないこと

❶ 器質的な病変がない月経困難症にGn-RH analogueを投与する
❷ 卵巣チョコレート嚢腫を伴っている症例を薬物療法のみで治療する
❸ 若年者の月経痛に薬物療法より心理療法を優先する

---

❶ 器質的な病変がない月経困難症にGn-RH analogueを投与する

子宮内膜症に対するGn-RH analogue投与による月経痛，骨盤痛などの自覚症状の改善率は80〜100％に達する．しかしのぼせ，ほてり，性欲減退，肩こり，発汗，骨量の減少などの副作用がある．子宮内膜症や子宮筋腫などの器質的疾患がないときはGn-RH analogueの投与はおこなってはならない．

❷ 卵巣チョコレート嚢腫を伴っている症例を薬物療法のみで治療する

卵巣チョコレート嚢腫は薬物療法のみの治療では治癒は期待できない．子宮内膜症の0.7〜1％は悪性化するともいわれ積極的な手術療法の対象となる．

❸ 若年者の月経痛に薬物療法より心理療法を優先する

心理療法や健康体操にたよる治療は不適当であり，痛みを速やかに軽減させないと，その恐怖心からさらに疼痛が増強することがある．若年者においてもまずプロスタグランディン合成阻害薬などの鎮痛薬を投与し少しでも早くその苦痛から開放する必要がある．

©2004   第1版発行　2004年4月20日

これだけは知っておきたいDon't&Do
―してはいけないこと，すべきこと―
　　　　　　　　　　　　　　　　　　　　　　（定価はカバーに表示してあります）

|検印省略|

企画編集　　松　田　重　三

発行者　　　　　　　服　部　秀　夫
発行所　　　　　株式会社　新興医学出版社
〒113-0033　東京都文京区本郷6丁目26番8号
電話　03（3816）2853　　FAX　03（3816）2895

印刷　株式会社　藤美社　　　ISBN4-88002-469-4　　　郵便振替　00120-8-191625

・本書およびCD-ROM（Drill）の複製権・翻訳権・譲渡権・公衆送信権（送信可能化権を含む）
　は株式会社新興医学出版社が所有します。
・JCLS 〈（株）日本著作出版権管理システム委託出版物〉
　本書の無断複写は著作権法上での例外を除き禁じられています。複写される場合は，その都
　度事前に(株)日本著作出版権管理システム（電話03-3817-5670，FAX 03-3815-8199）の許諾
　を得てください。

脳画像診断学の入門書として、臨床現場の画像アトラスとして――

ISBN4-88002-632-8

わかりやすい
脳脊髄のMR・CT
診断のポイントと症例集

宮上 光祐 日本大学医学部脳神経外科教授　　B5判190頁　定価6,825（本体6,500円＋税5％）

- ●実際に経験した代表症例全114例を元に、その症例の具体的な初発症状、神経所見を含め、画像をわかりやすく詳細に説明。
- ●MRおよびCTの各断層面の正常像と解剖学的位置関係の要点について記載．
- ●各疾患の診断上のポイント、MR・CT画像所見の要点について、単純、造影所見およびT1強調像、T2強調像を箇条書きにまとめた。
- ●最近の3D-CTやMRAなどの画像も加え、新しい知見を取り入れた。
- ●症例の画像の提示は、可能な限りMRI（T1強調像、T2強調像）とCT（単純、造影像）、3D-CTなどを並列して表示．同一症例での対比が可能。
- ●本書の最後に各疾患の具体的症例の一覧とその索引ページを記してあるので、普段の診療にアトラスとしてすぐ役立たせられます。

主要目次

第1部 総説編
正常頭部CT像と解剖の要点
正常頭部MR像と解剖の要点
その他の検査法

第2部 各論編
脳腫瘍（31症例を元に解説）
脳血管障害（17症例を元に解説）
頭部外傷（19症例を元に解説）
感染性疾患、脱髄性疾患他
　（22症例を元に解説）
眼窩内病変（9症例を元に解説）
脊椎・脊髄疾患
　（16症例を元に解説）

Q&Aとイラストで学ぶ
神経内科

これだけは知っておきたい
神経症候の発症機序

黒田　康夫著（佐賀医科大学内科教授）

A/5判　頁124　図49
定価3,150円（本体3,000円＋税）

　重要な神経症候の発症機序とその解釈の仕方をQ&Aとイラストで解説。神経疾患で重要なことは神経症候から病変部位を決定することである。

主要目次
視力・視野障害／瞳孔異常／眼球運動障害／顔面神経麻痺／顔面の感覚異常／聴力障害、めまい／発語障害（失語、構音障害）／意識障害／高次脳機能障害（痴呆、失行、失認）／頭痛／運動障害／感覚障害／脊髄・末梢神経・筋肉障害／大脳基底核障害／小脳障害／脳循環障害

株式会社 新興医学出版社
〒113-0033　東京都文京区本郷6-26-8
TEL.03-3816-2853　FAX.03-3816-2895
http://www3.vc-net.ne.jp/~shinkoh
e-mail : shinkoh@vc-net.ne.jp

Modern Physician 既刊・近刊のご案内

最先端の医療情報を提供する内科系総合雑誌

モダンフィジシャン 24巻1号〜24巻12号　都合により若干内容の変更があることもございます。ご了承下さいませ。

2004年 24巻1号	**食道癌診断・治療の最前線** 編集：荒川　哲男・千葉　勉　定価 2,730円（本体2,600円＋税5%）
24巻2号	**輸液と栄養管理の実際** 編集：林　松彦　定価 2,520円（本体2,400円＋税5%）
24巻3号	**男性更年期障害**　—その関連領域も含めたアプローチ— 編集：白井　將文　定価 2,520円（本体2,400円＋税5%）
24巻4号	**心臓病のリハビリテーション**　—エビデンスと臨床実践ガイド— 編集：後藤　葉一　定価 2,520円（本体2,400円＋税5%）
24巻5号（特大号）	**検査値の読み方・考え方のポイント** 編集：松田　重三　定価 9,975円（本体9,500円＋税5%）
24巻6号	**一般診療科医のための抗不安薬の選び方と使い方** 編集：久保　千春　定価 2,520円（本体2,400円＋税5%）
24巻7号	**大腸癌治療の総合戦略** 編集：今井　浩三・藤盛　孝博　定価 2,520円（本体2,400円＋税5%）
24巻8号	**高尿酸血症・痛風診療の最新の知識** 編集：中島　弘　定価 2,520円（本体2,400円＋税5%）
24巻9号	**エビデンスに基づく脳卒中リハビリテーション医療** 編集：千野　直一・里宇　明元　定価 2,520円（本体2,400円＋税5%）
24巻10号	**軽視できない睡眠障害** 編集：千葉　茂　定価 2,520円（本体2,400円＋税5%）
24巻11号	**血管年齢と臓器障害** 編集：山科　章　定価 2,520円（本体2,400円＋税5%）
24巻12号	**EBM時代における白血病とリンパ腫の治療** 編集：堀田　知光　定価 2,520円（本体2,400円＋税5%）

●●●●●　お得な年間予約購読をお勧めします　●●●●●

年間予約購読料　**31,000円**　税込・送料サービス

月刊　毎月15日発売　B5判　2色刷　通常号11冊＋特大号1冊で2,495円もお得！

株式会社 新興医学出版社　〒113-0033 東京都文京区本郷6-26-8
TEL03-3816-2853　FAX03-3816-2895